# 末期がんでもまず10年元気で共存できる条件

## がんサバイバー（生還者）ががん患者のために書いた本

スパ・トロン代表
山本幸司



青萠堂

# はじめに　10年生きる「がんサバイバー」となるために

　がん患者が増えています。がんで命を落とした人が、いま本書を手にしているあなたの周囲にも1人や2人はいるのではないでしょうか。日本人の2人に1人ががんにかかり、3人に1人はがんで亡くなっています。そんな時代に私たちは生きています。がんにかかったとき、私たちはどうすればよいのでしょうか。実は、私もがん患者なのです。大きな手術も経験しました。がんが発症して30数年になることを考えると、私はがんと共存できている「がんサバイバー」のひとりといえるでしょう。私のがんは遺伝性のがんで、甲状腺髄様がんです。私の父は60歳代で発症しましたが、私と4歳上の姉は20歳代で発症しました。姉のがんは肝臓・肺・骨に転移しました。骨に転移したがんが歩行に影響するようになり、そのリスクを取り除くために手術をしましたが、手術の10日後に亡くなりました。

　私はというと、甲状腺にできた腫瘍が大きくなり、頚静脈を圧迫するようになったため、それを摘出する大手術を受けました。手術後、1週間以上人工呼吸器につながれたままの状態で、生還が危ぶまれたときもあったようですが、幸い意識が戻り、その後のリハビリが奏効したことで、いまは働くことができる状態になりました。私と姉の決定的な違いはなんだったのでしょうか。それは本書の主要テーマである「トロン」だと思っています。私は16年前にトロンに出合い、トロン温浴を継続してきましたが、姉はトロンに入ることはありませんでした。それはまさに生死を分ける大きな違いだったのです。

## 忘れられない、小児がんの少年との出会い

私にとって大きなエポックとなったある少年との出会いがあります。忘れもしません、平成17年2月のことです。車イスで岩手県花巻市の湯口字松原にある花巻トロンにやって来た少年の病状は、医師も手に負えないほどで、余命3カ月も難しいといわれていました。ところが、トロン温浴を続けることで、同年7月にはキャッチボールができるまで回復したのです。

その結果、キャッチボールができるようになるばかりか、あきらめていた修学旅行

にも親同伴でしたが、参加できるまでに回復しました。それには誰もが驚いていました。

トロン温浴を続けることで病状が改善し、体力も回復したことから、がんセンターで放射線と抗がん剤による治療を再開しました。しかし、その結果、また車イス状態に戻ってしまったのです。がんセンター側からは「もう治療はできません」と言われ、強制退院となってしまいました。

すぐに父親から「もう一度、トロン温浴をさせてあげたい」と申し入れがありましたが、ちょうどそのとき花巻トロンは全面改装に入っており、それはかないませんでした。そこで、少年を知多半島にあるトロン施設まで連れて行ったのですが、温浴を開始してすぐに少年は、「これはトロンではない」と断言し、温浴を中断してしまったのです。もともと知多半島のトロン施設は構造上の問題があり、トロンが発生していなかったのですが、少年はそのことを肌で実感したのでしょう。結局、トロンに入ることなく、平成17年10月4日、少年は帰らぬ人になってしまいました。

亡くなるその日、私は少年の家にいました。

「山本さん、どんな医者よりもどんな薬よりも、トロンがいちばんよかった。だから、トロンを世の中に広めてほしい」

少年の亡くなる数時間前のこの言葉は、破ることのできない約束として、私の心に深く刻まれることになりました。

## がんサバイバーが誕生する花巻トロン

「トロン」とは何でしょうか？　その正体については後で詳しく解説しますが、ひとことでいえば「人工的につくられる放射能泉」です。私のがんが（ほかの臓器に転移することなく）甲状腺にとどまって、大きくなりこそすれ、ほかの臓器に転移しなかったことについて、医師も不思議がっていました。その因果関係については、多くの方々に納得していただけるかたちで科学的に証明することはできませんが、それは「トロン」のお陰だと思っています。理由はそれしか考えられないのです。

いま、このトロン温浴ができるのは、岩手県花巻市にある「メディカルスパ花巻トロン」だけです。地元の方には「花巻トロン」という呼び名で、療養施設として親しまれています。最近、「花巻トロン」の温泉客として増えてきているのが「がんにかかった人たち」です。糖尿病で地元のクリニックに通っていた方が、すい臓が腫れていると言われ、地元の大学病院で検査をしたところ、すい臓がんと診断されました。途方に暮れ、盛岡市内の書店で本を探していたとき、次のような主婦同士の会話を耳にしたそうです。

「隣りのおじさんが、がんで入院したらしいのよ」

「がんになる人が本当に多くなった気がするわよね」

「手術することになるのかなあ?」

「うまくいくといいわよね」

「ところで、がんといえば花巻トロンのことを知ってる?」

「私もチラッと聞いたんだけど、なんかがんに効くらしいよね。がんが消えたとか、腫瘍マーカーが下がった人もいるんだってね」

この情報を直接耳にしたその方は、すぐインターネットで調べ、花巻トロンに通いはじめました。それから1年半、いまではがん患者とは思えないほど元気です。花巻トロンには余命3カ月と宣告されたのに、1年を大きく超えて元気に通ってきている方もいます。しかも、その方は仕事も再開しています。多くはアスベストが原因とされる悪性中皮腫の患者、前立腺がんが骨転移した患者、悪性度が高い甲状腺未分化がんの患者、悪性リンパ腫の患者、子宮体がんの患者、腎細胞がんが副腎に転移した患者。さまざまながんに向き合っている患者たちが、トロン温浴をベースにして、食事などの生活習慣を大きく変えることで、元気に生活しています。まさに花巻トロンはがんサバイバーのメッカです。

## がんサバイバーが書いた、がん患者のための本

昨年、私は『9割の医者は、がんを誤解している！――生還者《サバイバー》に学ぶ「がん治療」の新しい考え方』（飛鳥新社）という本に出合いました。e－クリニックの岡本裕医師が書いたものです。岡本医師は、がん医療の問題点を指摘したうえで、がんサバイバーに学ぶことの大切さを解説していました。患者の立場としては、がん治療の現場で起こっていることに対し、疑問に感じることは決して少なくありません。私はこの本の内容に共感し、がんサバイバーの立場で、がん患者のための本を書いてみようと考えました。

私が勉強し実践してきたこと、花巻トロンでのさまざまながん患者とのコミュニケーションを通して学んだこと、がん患者にとって役立つと思われることなどをまとめ

てみました。患者が書くがんについての本の多くは闘病記というスタイルをとっていますが、本書は闘病記ではありません。患者の立場から、がんサバイバーになるために必要な条件を書いたものです。そして、花巻トロンで起こっている事実の報告であり、医療に対する問題提起の本でもあります。どうか、読者の方々の忌憚のないご批判をお願いすると同時に、拙書ががんと向き合う生活のなかで、少しでもがんサバイバーとしての道筋を見つけることに寄与できることを願ってやみません。

目次

## 第2章 学会で注目を集めたトロンの力……53

カバーデザイン／熊谷博人
本文・図表デザイン／ハッシィ

# 第1章

# なぜ「がんサバイバー」になれたのか

## 花巻トロンで誕生する「がんサバイバー」

私は平成26年2月からひと月の半分程度は花巻トロンに宿泊し、トロンに通ってきているがん患者とコミュニケーションをとってきました。「はじめに」にも書きましたが、私もがんを患っています。私とがんとの闘いは壮絶なものでした。医師から「生きているのが不思議だ」と何度も言われたほどで、その闘いはいまも続いています。トロンは、私自身ががんと共存して生きていくためにも不可欠なものなのです。

私の闘病体験と、それを通して学び、蓄積してきた知識・情報をもとに、花巻トロンを訪れるがん患者にさまざまなアドバイスを行ってきました。ときにその場は健康相談の様相を呈し、血液検査の結果、生活のあり方、治療内容の選択にまで踏み込むこともあります。私は医師ではありませんし、医療関係の資格も何ひとつもっていません。私のスタンスは、ただ「同じがん患者として善かれと思うことをアドバイスさせていただく」というものであり、そのアドバイスを受け入れるかどうかはご本人が決めることだと考えています。

幸いなことに、トロン温浴を続け、私のアドバイスを受け入れて生活習慣を変え、治療の選択を行っている方々に、がんサバイバーが生まれてきています。本章では、その方々の体験と私自身のがん闘病体験を紹介したいと思います。

# 私のがん体験

## 甲状腺髄様がんの発症

まず私のがん体験からお話ししましょう。かねてより覚悟はしていましたが、平成13年6月ごろから甲状腺の腫れが外から見てもはっきりわかるようになってきました。遺伝性の甲状腺髄様がんです。血液検査をすると、腫瘍マーカーCEA（がん胎児性抗原。腫瘍マーカーのなかでも代表的なもの）の数値は1000（基準値は0・0～5・0ng／ml）を超えていました。

その時点で医師は手の打ちようがないと判断していたようですが、私はといえば、腫瘍が大きくなって耐えられなくなったら取ればいいだろうと気楽に考えていました。このころの私はトロンの事業化に向けて、トロン研究一筋の生活を送っていました。

トロン第一、自分の体は二番目と考えていたわけですが、このころの様子については、第2章で詳しく紹介しますが、肝臓にできたがんが、トロン温浴を続けることで消えた体験をしました。トロンの力で、甲状腺髄様がんと一進一退の状態を続けていたのです。

約10年後の平成23年4月に、私は千葉県のある総合病院に入院しました。若いころから不整脈があり、息苦しい症状が続いていたので、心臓からきていると思っていました。ところが検査の結果はがん、甲状腺にできた腫瘍が大きくなり、頚静脈を圧迫していたのです。息苦しさの原因が甲状腺髄様がんにあることがわかり、その後、甲状腺の病気治療で著名なI病院に転院しました。

自覚症状が我慢できないほどのレベルになり、腫瘍マーカーのCEA値も9000にまで急上昇しました。甲状腺髄様がんは進行が遅く、CEA値が5000に達するまで十数年かかっています。ところが、この年はわずか3カ月で5000から9000にまではね上がり、症状も耐えがたいものでした。さすがの私も放置できないと悟り、生きるか死ぬかの手術をする覚悟をしました。

## 「手遅れ」「治療できない」と言われつづけて

最終的にはT大学病院で手術を受けましたが、そこに至るまでに4人の医師に診てもらっています。最初に外来で診察を受けた医師は「もう手遅れ。手術はできない」と言わんばかりの対応でした。これはだめだと思い、翌日別の医師を受診しましたが同じく相手にされず、翌々日に話した3人目も取りつく島がありません。

「もうだめなのかな」とあきらめかけて帰ろうとしたとき、年配の看護師さんから「来週の月曜日にもう一度来て、S先生にかかってみてください」と声をかけられました。その言葉にわずかな望みをかけて、翌週外来を訪れると、S医師は「この病院では手に負えないけれど、T大学病院のI先生なら可能かもしれない」と紹介してくれたのです。

紹介を受けたT大学病院の医師はチャレンジャーでした。あっさりと、「手術は可能です」と言われ、早速入院。手術に向けて必要な検査を受けることになりました。検査後のインフォームドコンセントでは、がんが癒着している静脈は人工血管になる可能性があること、輸血用の自己血液を準備する時間がないので輸血のリスクがあること、入院期間は10日間くらいだろうとの説明を受け、私はこう伝えました。

「手術前の画像と、実際に開いてみて直接患部を見るのでは違いがあるかもしれません。開いてみて摘出が難しいと判断されたときは、そのまま閉じてください。それでだめでも、私は納得します」

5人目の医師がやっと手術はできると言ってくれたのです。初めて自分の命を預けられる医師に出会うことができました。けれど手術の難しさは、誰よりも十分理解しているつもりでした。だから、自分の本心をその医師に正直に言っておきたかったのです。

## 真剣な努力の継続の先にしか奇跡は起こらない

手術は6時間に及びました。手術後、一瞬目覚めたときに私の口から出た言葉は、「俺はもうだめだ」だったと、ベッドサイドにいてくれた友人から後日聞きました。10日間意識が戻らず、人工呼吸器がつけられ、手術後も厳しい状況が続きました。目覚めたとき、自分の体の状態に驚きました。声が出ない。全身の筋肉がなくなったかのようで、地球の重力を感じる……。そこから私のリハビリ生活が始まりました。

手術から3カ月ほど経ったとき、医師から「山本さんの声はこれ以上出ません」と告げられました。声帯の右側の反回神経（声帯を動かす筋肉を支配する神経）を切ったためだそうです。私は「先生、声が出ないのでは、手術で生きて帰ってきた意味がありません」「自分で声がでるようにリハビリします」と宣言しました。

その後、東京・赤坂にある病院で発声リハビリの基本的な方法を教わりました。通常、発声練習は座って行いますが、開胸手術により筋力が低下している私は座る姿勢を維持するのにも体力を要し、発声に集中できません。そこで思いついたのが仰向けに寝て練習をする方法です。寝ると筋肉の緊張は起こらないので、声を出すことにだけ意識を向けることができるのです。発声練習に1時間、腕を上げられるようにするストレッチを2時間、脚の筋力を取り戻すためにエスカルゴ（カタツムリに形が似ている自転車型のリハビリ器具）を2時間。1日6～7時間リハビリに励みました。

努力は実り、いまでは声が出るようになりました。周囲の人からも普通に話ができているといわれるほどです。腕も上がるし、歩くこともできます。医師は「声がここまで出るのは奇跡だ」と言っています。真剣な努力の継続の先にしか奇跡は起こらない――これが、このリハビリ生活の経験から得た教訓です。

この教訓にたどり着くまで苦しいリハビリに耐えつづけることができたのは、「トロンの施設を後の世に残す」という目的があったからです。それが私の心を支えてくれました。大手術からの生還に大きな支えとなったトロンは私のライフワークとなりましたが、このトロンについては第2章で詳しく述べたいと思います。

## 花巻トロンに通う、がんサバイバーの体験

ここで、花巻トロンに通う、がんサバイバーの方々の体験を紹介したいと思います。

### case1 甲状腺未分化がんで余命宣告を受けた伊藤政吉さん

岩手県盛岡市に住む伊藤政吉さん（67歳）は、長年NTTに勤務し、63歳で定年退職後、ご夫婦でマレーシアのペナン島にロングステイする計画を立てていました。出

発の平成24年10月ころから、のどの横にできた脂肪のかたまりのようなものに違和感を覚えていましたが、翌年6月、予定どおりマレーシアに旅立ちました。

帰国した平成26年6月、盛岡市内の病院を受診すると手術が必要とのことで、右側の甲状腺にある腫瘍を摘出。左側にも腫瘍がありましたが、血管に癒着しているためそのまま残すことになりました。手術が終わってほっとしたのもつかの間、摘出した腫瘍を病理検査したところ、甲状腺未分化がんと診断されました。

甲状腺がんには、乳頭がん、濾胞《ろほう》がん、髄様がん、未分化がんがありますが、なかでも未分化がんは1年以内の死亡率80％と悪性度がきわめて高いのです。伊藤さんは頭が真っ白になりました。悪性度が高く、しかもひとつ取り残しがある……。途方に暮れ、とにかくこのがんについて勉強しようと思いはじめたころ、「花巻トロンががんにいい」という話が耳に飛び込んできました。早速パソコンで調べ、それ以降、トロン温浴に通うようになりました。

## 余命2～3カ月の宣告

病院では治療法として抗がん剤投与と放射線照射があると説明を受け、医師の勧めに従って抗がん剤治療を選択しました。抗がん剤治療を始めるにあたり、何かあるといけないので入院して経過を見ようとの医師の説明があり、入院して点滴を行いましたが、何事もなかったので4日目に退院したいと申し出て、帰宅しました。

家に戻ると、病院から「奥様だけ来院してほしい」と電話が入り、伊藤さんは妙な胸騒ぎを覚えたといいます。病院に出向いた奥様を待っていたのは、「ご主人の余命は2～3カ月」という宣告でした。奥様は迷いに迷ったあげく、やはりひとり胸のなかに収めておくことはできないと正直に話したところ、伊藤さんから返ってきたのは、「絶対に死なない」というひと言でした。

私が伊藤さんから相談を受けたのは平成26年9月、余命宣告を受けた直後のことでした。宣告後、伊藤さんは抗がん剤治療をしなければいけないと考え、実際に治療も受けましたが、病院を訪れるたびに医師も看護師も腫れ物に触るような対応で、その空気感がひしひしと伝わってきます。伊藤さんは「それがつらくて耐えられない」と言っていました。盛岡の病院では未分化がんの患者を診る機会が少なく、医師をはじめスタッフが浮き足立っているのではないかと思った私は、自分がかかっていた東京のＩ病院を紹介しました。

## 未分化がん患者の希望の星になる

伊藤さんは1週間に1回東京へ行き、抗がん剤治療を受けるようになりました。I病院のスタッフは自信にあふれ、信頼できたといいます。抗がん剤投与の日以外は、花巻トロンに通いつづけました。取り残していた左側の腫瘍も、私が紹介したM病院で手術を受け、摘出することができました。

抗がん剤治療を始めてしばらく経つと髪の毛が抜けてきましたが、これは当初から覚悟していたことであり、吐き気、食欲不振、手足のしびれなど、そのほかの副作用が出ないことのほうが驚きでした。治療開始から3カ月ほど経ったとき、看護師から「伊藤さんは未分化がんの患者にとって〝希望の星〟になるのではないですか」と言われたそうです。甲状腺未分化がんの患者の多くは2～3カ月で亡くなることが多く、盛岡から元気に治療に通いつづける伊藤さんの存在は、看護師にとっても〝希望の星〟であり、不思議なことだと感じられたのでしょう。

## 放射線治療を断り、夫婦二人三脚で生活習慣を改善

がんの3大治療は、手術、抗がん剤、放射線。このなかから症状に応じて治療法を決定します。伊藤さんは、盛岡の医師からも東京I病院の医師からも放射線治療を勧められましたが断りました。伊藤さんは放射線治療をすると患部がケロイド状になり、手術ができなくなることを恐れたのです。未分化がんは再発する可能性が高いので何度でも手術できるようにしておきたかったようでした。その結果、伊藤さんは平成27年の6月と11月の2回、再発した腫瘍を取り除く手術を受けていますが、いまも元気に花巻トロンに通っています。

もうひとつ見逃せないポイントは、伊藤さんの闘病生活が奥様との二人三脚で行われている点です。奥様は伊藤さんの余命宣告に大きなショックを受けながらも、自分にできることをやりきろうと決意しました。妻としてできることは、まず夫のメンタル面に気を配り、心に寄り添うこと。もうひとつは食生活の改善でした。「○○ががんによい」という情報があれば食生活にどんどん取り入れ、飲み水も水道水からイオン水や水素水に変えました。

伊藤さん自身も生活改善に励みました。つき合い関係で少なくなかったお酒をやめ、ヨーグルトや納豆などの発酵食品、黒ニンニク、旬の野菜を積極的にとり、豆乳・リンゴ・バナナ入りのニンジンジュースも毎日飲むようになりました。主食は寝かせ玄米。ウオーキングなどの軽い運動も欠かしません。

食生活をはじめとする生活習慣の改善で体力をつけ、毎日のように続けているトロン温浴で免疫力を高める。この両輪の努力が〝未分化がん患者の希望の星〟といわれるほどの効果を生み、余命２～３カ月と宣告された伊藤さんはがんサバイバーとして充実した生活を送っていま

## ワンポイント豆知識

### 黒ニンニクとは

生ニンニクを一定の高温多湿な状態で１カ月ほど置くと、添加物なしで自己発酵して黒くなる。熟成過程でニンニク独特の臭い成分や強い抗菌・殺菌効果が減り、甘味が出て食べやすくなり、アミノ酸やミネラルなどの栄養価も高まる。

### 寝かせ玄米（酵素玄米）とは

玄米に小豆と塩を入れて炊いたあと、３日以上保温すると、うまみが増してモチモチとした食感の発酵食品ができる。これを寝かせ玄米という。

寝かせ玄米に含まれるアミノ酸の一種には、ストレス緩和や記憶力アップ、高血圧改善効果があるといわれている。

す。

case2

## 腎細胞がんが副腎に転移した佐藤英一さん（仮名）

岩手県花巻市に住む佐藤英一さん（65歳）は、パソコンの販売とサポートの仕事を30年以上続けてきました。12年前、妙に疲れやすくなり、腰のあたりに腫れ物ができているのに気づいて地元の泌尿器科を受診すると、大学病院を紹介されました。検査結果は腎細胞がん。左の腎臓を摘出せざるを得ない状態でした。ここから佐藤さんの生活は一変します。

手術後は排尿障害に悩まされました。自律神経のバランスも崩れやすくなり、体調改善とメタボの予防・改善を兼ねて、週1回、花巻トロンに通うようになりました。その後も一時的な中断はあったものの、ほぼ定期的にトロン温浴を行っていましたが、平成27年に副腎への転移を告知されます。しかも、左右両方の副腎に腫瘍ができているとのこと。医師からは「転移して4～5年は経っており、腫瘍が大きく手術はできない」「ステージ4で化学療法しか治療法がない」と伝えられました。

落ち込む暇もなく、治療法としてスーテント（腎細胞がんの治療薬）を投与するという説明を受けました。理解できないところもあり、インターネットで調べたりしましたが、結局、副作用に不安をもちながらも治療は始まりました。

10日間ほど投与を続けると、全身の倦怠感、強烈な肩こり、血圧の上昇、心臓付近の痛み、まぶたの腫れなど、さまざまな副作用に襲われました。血液検査でも白血球と血小板の減少は明らかです。「このまま治療を続けると副作用で体が壊れてしまう」と感じた佐藤さんは、1カ月ほどの休薬期間を経て治療の中止を申し入れました。

スーテントの費用が高いことも問題でした。4週間で60万円、うち自己負担は約5万円。病気のために仕事を辞めざるを得ず、年金収入だけで生活している佐藤さんにとって経済的な負担が大きすぎるのです。主治医も治療の中断に賛成し、その後は経過観察のための定期的な検査のみ続けるということになりました。

## トロン温浴に通って副作用軽減

佐藤さんが最初に私のところへ相談にみえたのは、副腎への転移が見つかり、抗がん剤治療を行うかどうか迷っていた時期でした。私は、一般に進行の遅いがんには抗がん剤は効きにくいことを伝えましたが、佐藤さんはステントの投与を開始し、結局、副作用が激しく2週間で中止し、再び花巻トロンに通うようになりました。

こうした経緯を踏まえ、私はトロン温浴の仕方についてあらためてアドバイスを行いました。まず、トロン温浴に通う日数を週5日に、温浴回数も1日6〜8回に増やすこと。さらに、温浴の具体的な方法について、次のような3段階の手順に従って行うとより効果的であることをお話ししました。すなわち、①浴槽の縁に腰かけ、手（手首まで）と足（膝下まで）を浴槽に入れた状態で10分、②次に腰までの半身浴を5分、③さらに首までの全身浴を2分。以上、計17分を1セットとして、1セットを終えたら30分〜1時間の休憩をとります。これを1日6〜8回行うわけですから、休憩時間も含めると合計8〜10時間。まさに一日仕事です。

佐藤さんは見事にこれを実践し、週5日、元気にトロンに通いつづけています。

## 10年生きる目標をもつ

佐藤さんは、生活習慣の改善にも取り組みました。先の伊藤政吉さん同様、主食は寝かせ玄米、おかずは野菜中心の食生活に切り替えたのです。お酒は「がん患者の敵」と考えて一切口にせず、毎日３kmほどのウオーキングも欠かしません。トロン温浴と生活習慣改善のダブル効果でダイエットにも成功。75kgあった体重がいまでは67kgと、すっかりスリムになりました。「がんの原因は生活にあり」を信条とし、生活環境を整えることに力点を置いて、日々実践しています。

私がアドバイスしたもうひとつの大きなポイントは、「生きる目標」をもつことでした。私は、強い目標をもつことが人間の生命力を高め、結果として、がんとの共存を可能にすると考えています。これは私の体験から得た信念でもあります。

佐藤さんの副腎には、まだがんが残っています。転移告知後、覚悟を決めて仕事からも離れましたが、トロン温浴と生活習慣の改善により体が元気になるにしたがって、心の元気も取り戻したようです。あと一歩前に進むためには、「生きる目標」をもつこと。それが佐藤さんを後押ししてくれると考えたのです。

佐藤さんの父親は現在94歳。まだまだしっかりしていて、いまも身のまわりのことは自分でできるそうですが、佐藤さんは「父親より早く死ぬことはできない。父親を見送るためにも10年は生きる」ことを目標としました。

主治医も、いまの状態なら抗がん剤治療は必要ないと話しているとのこと。血液検査や尿検査結果にも問題はなく、CT検査でもがんの状態に変化はないといわれています。最近、佐藤さんは、「がんも体の一部と思うようになった」と話しています。

case3

## 前立腺がんが骨転移した熊谷信雄さん

岩手県北上市に住む熊谷信雄さん（68歳）は、平成13年、腰痛が続き、たびたび接骨院や整体院に通っていました。しかし、施術を受けても一時しのぎで、すぐに痛みがぶり返します。年末になるとさらに悪化して痛みは絶え間なく続き、毎日のように鍼治療に通う日々。市販の鎮痛剤が手放せなくなり、痛みをやわらげるためにお酒もずいぶん飲むようになりました。

さすがに不安になり、腰痛治療で評判の高い整形外科のある労災病院を訪れると、即入院するよう告げられました。それからおよそ1カ月間、MRI、CT、骨シンチグラフィーなど検査漬けの日々を送り、ようやく診断が出ました。

腰痛の原因はがん。前立腺がんが腰骨に転移し、４・５cmにもなっていたのです。ＰＳＡ（前立腺がん診断の目安となる腫瘍マーカー）は１７０ng／ml。基準値４ng／mlの40倍以上という、とんでもない数値でした。

すぐさまホルモン療法としてオダイン（男性ホルモンの働きを抑制して、がんの増殖を抑える薬）が投与され、痛みの緩和にはロキソニンが処方されました。ホルモン療法を始めると薬の効果はてきめんで、腫瘍マーカーの数値は短期間で基準値を下回る０・２ng／mlにまで急速に低下しました。

## 玉川温泉で腰の転移がんが消えた

秋田県田沢湖の北50kmあたりのところに、がんに効果があると評判の「玉川温泉」があります。強酸性の温泉ですが、「スポット」とよばれる岩盤の割れ目から微量の放射線（ラドン）が出ていて、それが効くというのです。その「奇跡の湯」を求めて、全国各地からがん患者が集まります。

熊谷さんも出かけました。そして、10日間宿泊して1日4時間の岩盤浴を続けたところ、腰骨に転移したがんが消えたというのです。労災病院の医師は首をかしげていたそうですが、熊谷さんの言うように、私も「玉川温泉が効いた」可能性が高いと思っています。低線量の放射線には、免疫力を高め、がんを抑制する力があります。その効果は、残念ながら現時点では科学的に証明されていませんが、何よりも多くのがん患者が治っている事実がそれを証明しています。花巻トロンも、同じく低線量の放射線です。

平成21年、がんが見つかって7年目に入った熊谷さんは、腫瘍マーカーの数値も0・7ng／ml程度で安定しています。しかし、ホルモン療法はおよそ10年で効かなくなることが多いといわれており、ホルモン療法をできるだけ長く続けたいと考えた熊谷さんは、「間歇《かんけつ》療法」に切り替えるため自宅近くのクリニックに転院しました。

間歇療法とは、腫瘍マーカーが上がるとホルモン療法を行い、下がると中止するという方法です。ところが、クリニックの医師からは、「ホルモン療法が効かなくなれば放射線療法に切り替え、さらにＰＳＡが20になったら抗がん剤投与を開始する」と言われてしまいました。

## 転移がんの再発

熊谷さんが読んだある本には「標準治療のマニュアルどおりだと10年しか生きられない」と書いてあったそうです。そうであれば、余命はあと3年しかありません。悩んだ末に出した結論は、「自分で治す」でした。病院には、検査だけ続けてくれるように依頼しました。

最初に選択したのは、腰骨に転移したがんを治してくれた玉川温泉。熱心に通いましたが、腫瘍マーカーは徐々に上昇していきました。平成26年8月には25日間宿泊して岩盤浴に励んだものの腫瘍マーカーの上昇は止まりません。これは効かないとあきらめ、次に取り組んだのがプチ断食。65kgあった体重は56kgまで落ちましたが、肝心の腫瘍マーカーは上昇するばかりでした。

熊谷さんから相談があったのは、平成27年1月。花巻トロンのことは以前からよく知っており、汗がよく出る気持ちのよい温浴施設だと思っていたそうです。相談にみえたときの熊谷さんの腫瘍マーカーＰＳＡは１７５ng／mlといままでにないほど上昇し、骨転移の指標のひとつであるＡＬＰ（アルカリフォスファターゼ）も１１５０

ＩＵ／ｌ。ＡＬＰの基準値は測定法により若干違いはあるものの、おおむね１００〜３２５ＩＵ／ｌ程度とされており、文字どおりケタ違いに高くなっていることがわかりました。骨シンチグラフィーの画像でも、からだ全体の骨への転移がはっきりと認められる状態でした。転移がんの再発です。

## トロン温浴で腫瘍マーカーが下がり、転移がんも消えた

熊谷さんは私のアドバイスを受け入れ、手足湯10分、半身浴５分、全身浴２分、合計17分間、１日８回の温浴をほぼ毎日、約２カ月間続けました。その結果、３月には腫瘍マーカーは82・９ng／ml、ＡＬＰも８２９ＩＵ／ｌに減少し、さらに半年後の10月には、腫瘍マーカー９・２ng／ml、ＡＬＰ１５４まで下がりました。腫瘍マーカーはまだ若干高めですが、ＡＬＰは基準値内に収まり、骨シンチグラフィーでも骨の転移がんは姿を消しています。医師からは、「がんは消えても必ず残っている」と言われていますが……。

熊谷さんは、ある医師に「命にかかわる病気の治療はしません」と診療を断られた経験があります。前立腺がんの骨転移が判明してから15年目。いま、熊谷さんは「が

んを治すのは自分自身。医師はその手伝いをしてくれるだけ」との確信に至り、トロン温浴に通いつづけています。

## case4
# 悪性リンパ腫と診断された小山秀一さん

岩手県花巻市で看板デザインの仕事に携わっている小山秀一さん（56歳）は、定期健診で高血圧を指摘され、地元のクリニックに通っていました。

平成25年、左側の鼠けい部（腿のつけ根）に腫瘍ができたのでクリニックの医師に相談すると、盛岡市内にある大学病院の外科を紹介され、検査の結果、悪性リンパ腫と診断されました。

悪性リンパ腫とは血液がんのひとつで、白血球のなかのリンパ球ががん化するものです。リンパ球にはＢ細胞、Ｔ細胞、ＮＫ細胞などの種類がありますが、これらががん化して増殖するとともにリンパ節やリンパ管もがん化し、リンパ節に腫れやしこりができます。全身症状としては、体重減少、発熱、ひどい寝汗などがあります。

## 壮絶な抗がん剤治療で悪性リンパ腫は寛解

治療は紹介された大学病院で受けることになりました。一般的に悪性リンパ腫は抗がん剤治療が有効といわれており、小山さんも同年10月から翌年3月まで抗がん剤治療を行いました。弱い抗がん剤は効かず、途中から強い薬に切り替えましたが、一時的に症状は軽快するものの、薬の効果が切れるとすぐに体調が悪化してしまいます。4月にPET−CT検査を行ったところ、いまだ腫瘍は残っており、病勢は進行していました。そこで完治を目指すため、治療法を自家造血幹細胞移植に転換することになりました。

自家造血幹細胞移植では、まず大量の抗がん剤投与や、鼠けい部と転移した腹部の腫瘍への放射線照射を行い、がん細胞を死滅させます。しかし、治療の副作用で造血幹細胞（血液をつくる細胞）の機能が失われるため、その後、あらかじめ採取しておいた自分の造血幹細胞を移植する（体内に戻す）ことにより正常な造血機能を回復させるというものです。悪性リンパ腫の造血幹細胞移植では、自分の造血幹細胞を使う方法とドナーから提供してもらう方法がありますが、小山さんの場合は「自家」、つまり自分の骨髄から幹細胞を採取する方法を選びました。

まずは、平成26年5～8月に4回にわたって抗がん剤を投与し、次に9月24日～10月23日の1カ月間放射線治療を行って、がん細胞を徹底的にたたきました。その後、さらに行われた無菌室での大量の抗がん剤投与にも耐え抜きました。肝機能、腎機能、消化器機能は軒並み低下し、口内などの粘膜もダメージを受け、1カ月間絶食状態にもかかわらず、ひどい下痢が続きました。

壮絶な抗がん剤治療から1週間後、冷凍保存しておいた自分の造血幹細胞を移植しました。移植といっても静脈内投与、つまり普通の点滴と同じようなやり方です。幸い治療は奏効し、白血球数が順調に増え、1カ月後のCT検査で腫瘍は転移したところも含めて消えていました。同年12月、7カ月間に及んだ入院生活に終止符を打ち退院。体重は30kgも落ちていました。

## 花巻トロンに通い、がんが消えた状態を維持

翌平成27年1月から、ほぼ毎日花巻トロンに通いました。長年、花巻市に住んでいることから、多くのがん患者が足しげく通う温浴施設であることは耳にしていたそう

ですが、「まさか自分が通うようになるとは……」と複雑な思いだったようです。

1月中旬、私は初めて小山さんとお話する機会を得て、そのすさまじい闘病の経過を伺いました。小山さんに十分な体力があったからこそ耐えられた治療でした。小山さんには、トロンに抗がん剤の副作用を軽減する効果があることを伝えました。これは、この施設を利用している方々との出会いのなかで得た私の〝確信〟です。

その後、2月9日に受けたPET－CT検査でも腫瘍は見当たらなかったとのこと。その状態はいまも続いています。3月19日からは再発予防のために経口抗がん剤を飲みはじめましたが、副作用による免疫力の低下で感染症にかかったことから抗がん剤は中止し、現在、大学病院では経過観察だけを続けているといいます。

## トロンメイトは心の支え

小山さんは、抗がん剤の大量投与による副作用の緩和、身体機能の回復、がんの再発予防のために、週5～6日トロン温浴を続けています。いまでは副作用もほとんどみられません。過酷な治療で受けたダメージはすっかり消え去り、まわりの人は悪性リンパ腫の体験者とは気づかないほど元気です。生活習慣も以前とは大きく変わり、主食は寝かせ玄米、魚と野菜を多くとり、肉・卵・牛乳を避けたメニューを心がけています。

がんとの共存生活を続ける小山さんにとって、トロン温浴と食生活に加え、もうひとつ大事なことがあります。それは「トロンメイト」。トロン温浴で知り合った患者同士の裸のつき合いです。同じ体験をした者同士ならではの会話、互いに励まし合いながら浴槽で汗を流す時間は、心の支えとして欠かせないものになっており、がんとの共存に有用なさまざまな情報も得られます。まだまだ現役で仕事を続けているので、トロン通いも時間的な制約を受けがちですが、小山さんは「トロン温浴を気長に続けたい」と話しています。

## case5
## すい臓がんを患った土佐宏さん

宮城県仙台市に住む土佐宏さん（68歳）は、平成26年7月、毎年受けている半日ドックで、３年前から指摘されていたすい臓の肥大がまた少し大きくなっていると告げられました。精密検査（CT、MRI、腹部エコー）を行ったところ、「がんの疑いあり」とのこと。紹介されたクリニックでPET－CT検査を受けてもがんは見つからず、さらに内視鏡での検体検査を試みましたが検体採取ができませんでした。

## ステージ1のすい臓がん

気になった土佐さんは9月に大学病院に入院し、超音波内視鏡下穿刺吸引細胞診を受けることにしました。これは、がんか否か区別が難しい消化器の病変の診断に有効とされる検査で、内視鏡検査と超音波検査を合体させた超音波内視鏡で病変を観察しながら生検針（注射針のようなもの）を刺し入れ、組織や細胞を採取するというものです。その結果、1・7cmのがんが発見されました。すい臓は胃の裏側にあるため検診でがんが見つかることは少なく、発見されたときはほとんどが手遅れの状態といわれています。

幸い、土佐さんのすい臓がんはステージ1でした。半日ドックを継続していたこと、ドックの医師が異常を見逃さなかったこと、土佐さんが納得するまでとことん検査を受けつづけたことが、早期発見につながったといえるでしょう。すい臓がんの5年生存率はかなり低く、土佐さんが調べたところでは、ステージ1は59％、ステージ2が50％、ステージ3になると25％、ステージ4では3～10％にまで落ちてしまうとのことです。

## 抗がん剤の「休薬」を提案

10月初旬に先の大学病院に入院。同月24日、10時間に及ぶ手術で十二指腸とすい臓の3分の2を切除し、11月から抗がん剤の投与が開始されました。この抗がん剤治療について、土佐さんは医師から臨床試験への参加を要請され合意していました。手術前に抗がん剤治療を受けるグループと手術後に受けるグループに分けられ、土佐さんは後者でした。4週間の投与と2週間の休薬を1サイクルとして6カ月間実施する計画でしたが、投与が始まると食欲不振などの激しい副作用があらわれ、翌平成27年3月の血液検査で腎臓に異常がみられたことから、抗がん剤治療を一時中止。その後、4月初旬から再び抗がん剤投与が始まりました。

そんなとき土佐さんはがんの療養によいとの情報を得て花巻トロンを訪れ、私と面談しました。私は、抗がん剤、食事、生きる目的についてアドバイスしました。

抗がん剤については、血液検査のデータを見せてもらい、ALB（アルブミン）が2・3g／dlと低いことに着目しました。アルブミンは栄養状態をみるのによい指標で、この数値が低いと体力低下の状態にあると考えられます。抗がん剤には、白血球などが減少する「骨髄抑制」という副作用があり、その結果、免疫力が落ちて感染症で亡くなるリスクが高まります。

そこで私は、抗がん剤を「休む」提案をしました。この提案にもとづいて土佐さんは病院側に治療の休止を申し入れましたが、臨床試験のこともあるのか医師からは抗がん剤を続けるように勧められたそうです。しかし、4月に行った検査結果でも、あいかわらず腎臓に異常が認められたため、5月から抗がん剤治療を中止しました。

## トロンの仲間は生きる力

花巻トロンに通いはじめた4月ごろ、土佐さんの脚は大根のように腫れ、2階への階段も手すりにつかまりながら一歩一歩上っていくような状態でした。ところが、2カ月ほど通いつづけると脚のむくみがとれ、歩くのもだいぶ楽になったのです。当初は体力低下が著しかったので、無理のないよう徐々に温浴回数を増やしていき、間もなく私のアドバイスどおり1回15～17分×1日6～8回の温浴ができるようになり、仙台で用事のあるとき以外は宿泊利用を続けていました。

体調がよくなるにつれ、トロン温浴に通っている仲間から「ずいぶん元気になったね」などと声をかけられるようになり、「食事療法もやっているよ」と答えたりするうち、しだいに会話の輪が広がるようになってきました。当初は自分の病気について知られたくないと思っていた土佐さんですが、がんを患った者同士が打ち解けるのにそう時間はかからず、ほどなく土佐さんも「トロンメイト」の仲間入り。いまでは、仲間たちと情報を交換し合い、励まし合うことが、生きる力になっているようです。

手術から1年後の平成27年10月、CT検査と血液検査を受けたところ、医師から「通常どおりの生活をしてかまいません。抗がん剤も使わなくていいです」と言われたそうです。かつて抗がん剤投与の休止を申し入れた際、治療の続行を勧めた医師も、土佐さんの回復ぶりを前にして、そう言わざるを得なかったのでしょう。

とはいえ、土佐さんの考える「通常どおりの生活」とは、すい臓がんになる前の生活のことではありません。がん体験を機に、再びがんにかからないよう生活環境を大きく軌道修正した、その新しい生活のことです。食事は季節の野菜を中心とした寝かせ玄米食。塩は岩塩などの自然塩、砂糖も黒糖や三温糖を使う。鶏肉、青魚、小魚、海草を積極的にとる。ストレスをためない。ウオーキングなどの運動を心がける。トロン温浴と並行して、こうした生活をいまも続けています。「10年生き切る」が、現在の土佐さんの目標です。

case6

## 悪性中皮腫を発症した佐藤一男さん

岩手県に住む佐藤一男さん（67歳）は、平成26年2月、右のわき腹に瘤《こぶ》ができているのに気づきました。盛岡市内の病院で内視鏡手術により摘出しましたが、がんの疑いがあり、ＰＥＴ－ＣＴ検査と生体検査を行ったところ、2カ所に腫瘍のあることが確認されました。翌3月に1カ所を摘出し、翌月もう1カ所……という予定でしたが、悪性中皮腫であることが判明したため中止となり、大学病院を紹介されました。

悪性中皮腫とは、臓器や体の内側を覆っている薄い膜の表面（中皮細胞）ががん化したもので、そのほとんどはアスベストを吸ったことにより発生します。完治が難しく、生存期間中央値（Median Survival Time＝MST／半数の患者が亡くなるまでの期間）は16カ月、５年生存率は３・７％ともいわれています。

同年８～10月に郡山の病院で温熱療法を５回受けたものの効果はなく、その後勧められた抗がん剤治療を断った佐藤さんは、主治医から「来年の桜を見ることはできないでしょう」と言われたそうです。やむなくこの病院で痛みを取るための放射線治療を行ったり、地元の大学病院で胸水を抜くなどの処置をしましたが、いずれも症状の緩和を目的としており、がんの根治治療ではありません。

翌平成27年１月に郡山の病院で気胸（胸膜に穿孔ができ、胸腔内に空気やガスが異常にたまっている状態）が確認されたことから、現在、地元の大学病院と私が紹介した東京のＭ病院で鎮痛剤を処方してもらいながら経過観察中の状態です。

## 「アルブミンの数値を上げる」を当面の目標に

花巻トロンには、がんの発見から約10カ月後の平成26年12月以降、毎日通うようになりました。それ以前にも月２～３回のペースで通っていましたが、私との面談を契機に真剣にトロン温浴に取り組むようになったのです。

私は、佐藤さんとの面談にあたり、とくに次のことを強調しました。ひとつは先の土佐さん同様、ＡＬＢ（アルブミン）の数値が２・６g／dlと極端に低いこと。これは胸水を３ℓ抜き、放射線治療を行った影響と考えられます。もうひとつは血中酸素濃度が92％しかないこと。まずは、これらの数値を上げることを優先させるべきでしょう。トロン温浴をするにもある程度の体力が必要です。佐藤さんは毎日のようにトロンに通ってきていますが、いまの状態では１日３～４回が限界。当面はアルブミン値を３・２g／mlまで上げることを目標に、と提案しました。

そのためには食事の果たす役割も大きいことから、すっぽんエキスを使った雑炊、医師の処方による栄養ドリンク、黒ニンニク、バナナ、松の実、イチジク、甘酒などを意識的にとるようアドバイス。これらの提案をしっかり受けとめた佐藤さんは、奥様の協力を得て真剣に取り組み、いまでは血中酸素濃度も96～97％で安定しています。

## モルヒネ系の鎮痛剤は使わない

もうひとつ重視しているのが、鎮痛剤の種類です。悪性中皮腫の進行は止まっているのですが痛みの症状に悩まされている佐藤さんに対して、医師はモルヒネ系の薬を処方していません。これを非モルヒネ系の頓服（服用する時間が決められておらず、必要なときに適宜使用する内服薬）に変更するよう提案しました。

医師は悪性中皮腫の患者は長く生きられないから苦痛の緩和が第一と考え、効き目の強いモルヒネ系の薬を使うことが少なくありません。しかし、モルヒネ系の薬は鎮痛効果こそ強力ですが呼吸が浅くなり、ますます長生きできなくなってしまいます。我慢できないときは頓服を飲んで時間をかせぎ、食事の改善で体力をつけ、トロン温浴の回数を増やすことで、早晩痛みも取れるだろうと私は考えていました。佐藤さんには10年以上生きてほしい。そのために何が必要かを考え、提案していきたい。それが私の信条です。佐藤さんも、早速このアドバイスを実行してくれました。

## がんを治すのは医師ではなく、患者自身

もうひとつ書いておきたいことがあります。

佐藤さんが福島の病院を受診したときには私も同行し、医師に「悪性中皮腫に抗がん剤は効かないのではないですか」と質問しました。すると、医師は「私もそう思います。抗がん剤を使わなかったのは正しい選択です」と答えたのです。続けて、こん

なふうに話してくれました。

「よく患者さんから、先生、なんとかしてくださいと言われるのですが、すべて医師任せというのがいちばん困るのです。患者さん自身がしっかりと自分の意見をもち、みずからの意志で治療の選択をすることが大切であり、医師は専門家としてそのお手伝いをするにすぎません」

悪性中皮腫という難しい病気に襲われながら、医師の診断・治療について自分の意思をはっきりと伝え、抗がん剤治療を断った佐藤さん。佐藤さんに寄り添うなかで、がんを治すのは患者自身であることをあらためて確信しました。

# 第2章

# 学会で注目を集めたトロンの力

## 甲状腺外科学会などでトロン温浴の効能を発表

花巻トロンでは、余命宣告された患者が、宣告された余命期間を大きく超え、元気に療養するがんサバイバーが何人も誕生しています。その実態については「がん治療におけるトロン温浴水の効能」として、日本甲状腺外科学会、日本温泉科学会、日本温泉気候物理医学会で発表しました。まず、その内容を紹介しましょう。

## 抗がん剤の副作用を軽減

症例のひとり目は、甲状腺未分化がんの伊藤政吉さん（24頁参照）のケース。伊藤さんは平成26年6月19日（当時66歳）に甲状腺未分化がんと診断され、同年8月8日に甲状腺悪性腫瘍全摘手術を行ったあと、同年9月16日より抗がん剤（タキソール１３０mg／body）治療を開始しました。トロン温浴（毎日6回、各10分間）については、2回目のタキソール治療直前からスタートしました。

ここで、図1をご参照ください。伊藤さんのケースにおけるタキソール投与と白血

**図1　甲状腺未分化がん患者におけるタキソール投与と白血球数**

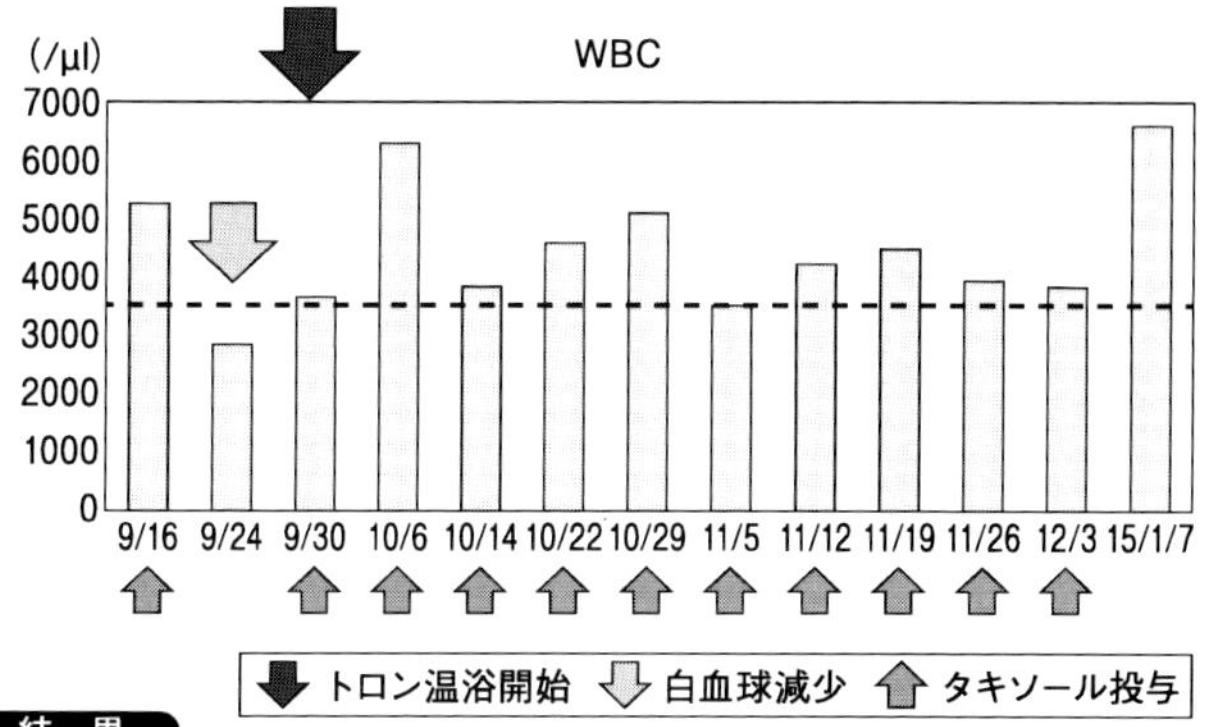


**結　果**

①トロン温浴開始後、抗がん剤による白血球の減少が改善された。
②抹消神経障害はNCI-CTC基準でGrade1（すなわちほぼ副作用はない）であった。

球の数の関係を示したものですが、グラフにある横の点線は、これより白血球数が下がると抗がん剤治療はできないというラインを示しています。つまり、このラインより白血球が多ければ正常で、抗がん剤治療を行うことができるわけですが、タキソールを投与すると副作用で白血球が減少しました（9月24日現在）。ところが、トロン温浴を開始すると、タキソールを投与しても基準値を下回ることはありませんでした（9月30日以降）。

通常、タキソールを投与すると手先のしびれなど末梢神経の障害があらわれますが、伊藤さんにはそうした副作用はみられませんでした。また、副作用による身体への負担を考慮して、タキソールは一定の休薬期間を設けて投与するのが一般的ですが、伊藤さんの場合は、12週連続で投与できたことも驚きです。このように、トロン温浴は抗がん剤の副作用を軽減する効果もあるのではないかと考えられます。伊藤さんの状態については医師も驚いていました。おそらく、トロン温浴をしていなければ、急激に白血球は減少したり、しびれなどの副作用は避けられなかったのではないかと思われます。

## トロンが骨転移がんを抑制

症例の2人目は、前立腺がんの熊谷信雄さんです。平成12年8月、熊谷さん（当時52歳）は前立腺がんと診断され、経過観察を行っていました。平成26年12月11日の検査により前立腺がんの腫瘍マーカーであるＰＳＡの急激な上昇が認められ、同時に骨に転移していることが判明しました。トロン温浴（毎日6回、各10分間）は平成27年1月10日からスタートし、平成12年の初診から現在に至るまで、ホルモン剤による治療だけを受けています。

図2は、熊谷さんの前立腺がんの腫瘍マーカーＰＳＡがどのように変化したかを示

したものですが、いちばん下にある点線のラインが基準値の４ng／mlです。平成26年９月から平成27年１月までは急激に増加していますが、トロン温浴を始めてから１カ月後の平成27年２月からは低下し、８月には基準値に近づいています。ちなみに、ＰＳＡとは前立腺の細胞などから分泌される糖たんぱくの一種で、前立腺にがんができると分泌量が２倍以上に増えるため、早期がんの発見や進行がんの診断や治療経過をみるうえで有効な検査になっています。

図３は、熊谷さんのＡＬＰ（アルカリフォスファターゼ）という酵素の変化を示したものです。ＡＬＰは体内に取り入れたものの形を変えたり、運んだりする機能のほかに、骨を形成するうえで重要な役割をもっている酵素です。さらに、がんが骨に転移した場合、ＡＬＰの数値がかなり上昇することがみられるため、がんの骨転移の有無を判断するための腫瘍マーカーとして使われます。

ＡＬＰの基準値は２本の点線で示した上限と下限で区切った範囲内で、数値的には80～２６０ＩＵ／ｌ（検査方法により基準値は多少異なる）です。この数値も平成26年９月以降、急激に増加していますが、トロン温浴を始めて１カ月ほど経つと低下し、５月には正常値内に収まっていますので、骨転移が抑制されたと考えられます。

**図２　前立腺がん患者における腫瘍マーカー（PSA）の変化**

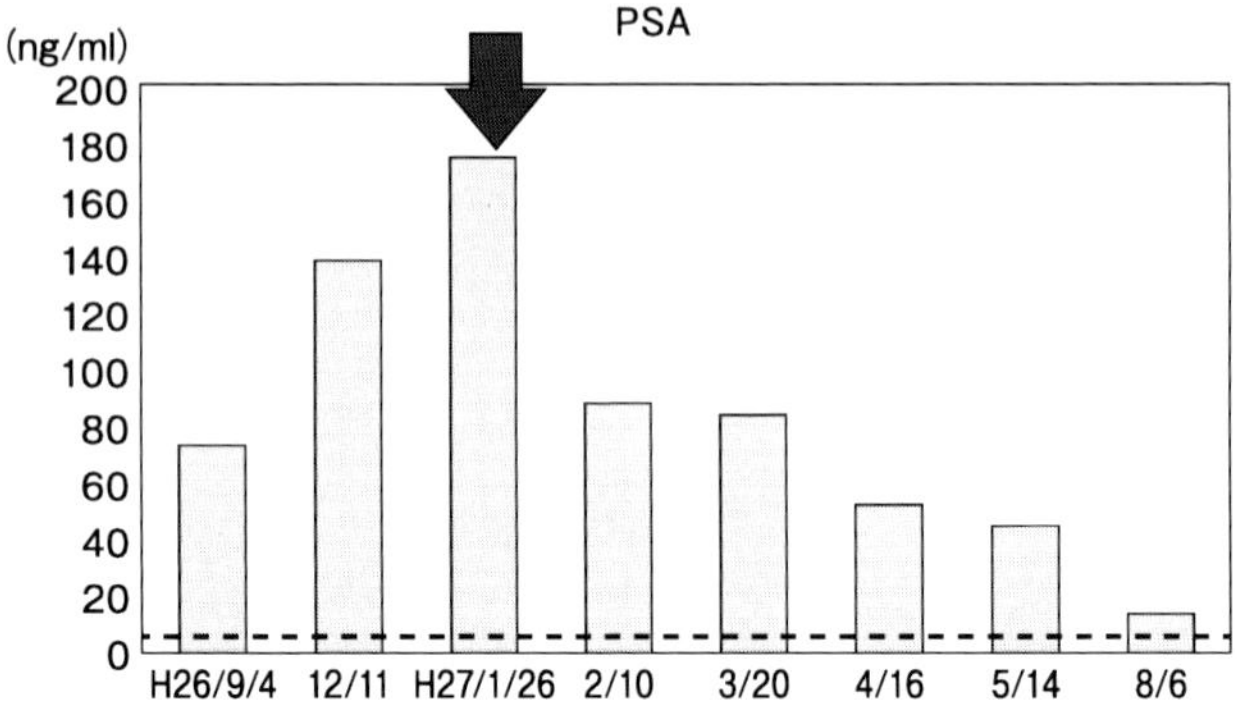


**図３　前立腺がん患者における骨転移マーカー（ALP）の変化**

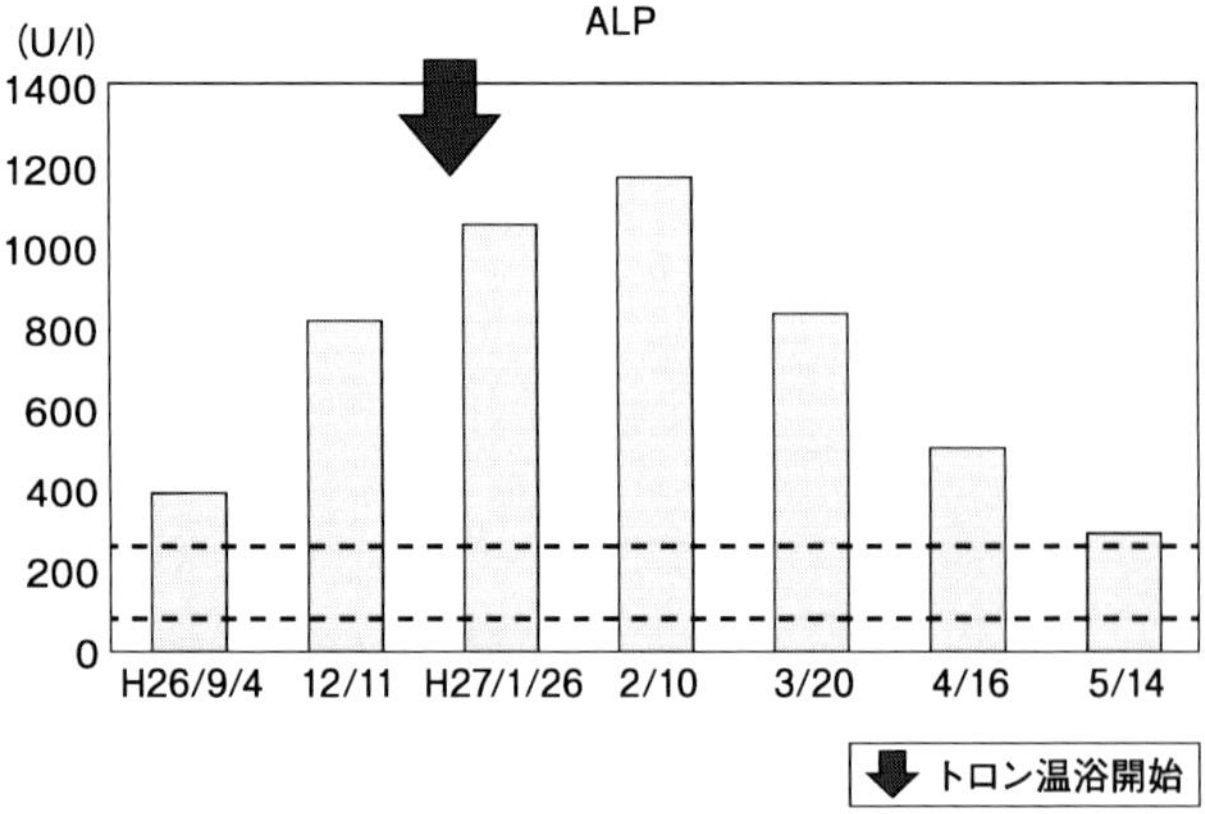


**結　果**

①前立腺がんマーカーPSAの低下が認められた。

②骨転移マーカーALPが基準値内になり、骨転移が抑制されたと判断された。

このほか、日本温泉科学会や日本温泉気候物理医学会では、ステージ4bの胆のうがん患者のケース（すい臓・肝臓に転移し、手術後、トロン温浴で腫瘍マーカーCEAとCA19−9〈すい臓がんの診断に有効な腫瘍マーカー〉が低下）などを報告しました。同学会でのトロン温浴の効能に関する報告を要約すると、次のようになります。

①抗がん剤タキソールによる白血球減少が回復した。
②タキソールによる抹消神経障害がほとんどみられなかった。
③タキソール（130mg／body）の12週連続投与が可能であった。
④タキソール投与による治療後半年が経過したが、現在のところ甲状腺未分化がんの再発および転移は確認されていない。
⑤腫瘍マーカー値が減少あるいは基準値内に回復した。
⑥がんの進行が遅い。

以上の結果を踏まえて、トロン温浴は、抗がん剤の副作用を軽減する可能性が示唆されたこと、がんの進行あるいはがん自体を抑制する可能性が示唆されたことを述べて報告を締めくくりました。

# トロンとは何か？

トロン温浴をすると「がんが消える」「抗がん剤の副作用が軽減する」などの効能があることを事例を通して紹介してきました。ここからは、トロンとは何かについて少し掘り下げて考えてみたいと思います。

## 原子の話

この世の中にあるあらゆる物質は原子からできています。かつては物質の最小単位は原子と考えられてきましたが、今日では原子を構成しているさらに小さな粒子があることがわかっています。

ちなみに原子は電子と原子核から構成されており、原子核は陽子と中性子から構成されています。さらに、従来は原子は不変であると考えられていましたが、この陽子と中性子の数のバランスによって、一部の原子は不安定であるため、時間の経過とともに自ら原子の構成を変えて、ほかの原子へと変化し安定化を図ろうとします。この現象を「壊変」といいます。

基本的に不安定な状態の原子が安定化しようとするプロセスで放射線を出しますが、逆に言うと不安定な原子は放射線を出すことによって安定した状態の原子に変わるわけです。この不安定な原子が一定量あったとしても、時間とともに壊変し、量的にも減少していきます。最初の状態の不安定な原子の量が半分の量に変化するまでの時間を「半減期」とよびますが、これは原子によって一定であることがわかっています。

多くの方は「ラドン温泉」などで「ラドン」という言葉を聞いたことがあると思います。温泉は、その泉質から「食塩泉」「硫黄泉」「重曹泉」「放射能泉」に分けられますが、「トロン」は「ラドン」と同じ「放射能泉」に分類されます。地球上には放射線を放出している鉱物があります。その代表がウラン系列やトリウム系列の鉱物です。これらに含まれるウランやトリウムという元素は、ともにラジウムという元素に壊変し、さらにラジウムはラドンに壊変します。ウランから壊変したラドンとトリウムから壊変してできたラドンを区別するために、トリウムからできた「ラドン」を「トロン」とよんでいます。

## 半減期の短いトロンが体に与える好影響

ところで、トロンは非常に不安定な元素で、つねに壊変しつづけており、その壊変過程でトロンA（ポロニウム216）、トロンB（鉛212）、トロンC（ビスマス212）、トロンD（タリウム208）となりますが（数値は質量数）、これらは「トロン壊変物」といわれるものです。このうち放射性元素の半減期がいちばん長いものがB（鉛212）で約10時間ですが、最初に1000個あったとしても、約10時間経てば500個、20時間で250個と半減を重ねて、60～70時間でゼロに近づいてしまいます。このようにトロンの放射能は寿命の短い放射性元素であり、体内に入っても3日も経てば消滅してしまうわけで、体内に残って害を及ぼすことはありません。

これがウランが壊変したラドンになると、ラジウムA（ポロニウム218）からラジウムG（ポロニウム210）まで壊変しますが、そのなかでラジウムE（鉛210）の放射性元素の半減期が22年、それから安定するラジウムH（鉛206）に壊変するまでは、その7倍の140年経たないと放射性元素はゼロになりません。トロンの優位性の第一番目にあげられるのが、この半減期の短さです。

トロンは壊変を重ねながら、その過程でα線やβ線を放出しますが、この放射線は強力なイオン化作用（物質の活性作用）という機能があります。このため、トロンが皮膚や呼吸器などから体内に取り込まれると、全身の組織や器官に行きわたり、適度な生理的刺激作用を与えることになります。その結果、抗酸化機能や免疫調節機能を高め、抗炎症作用や血液・リンパ液などの循環を促進するなど、体に好影響をもたらしてくれることになります。

人だけでなく地球上の生物には、自らの体内環境を一定に保つ防衛本能があります。これをホメオスタシス（恒常性）といいます。恒常性の保たれる範囲は、一般的に体温や血圧、体液の浸透性をはじめ、病原微生物やウイルスなど異物の排除、傷の修復など体の機能全般に及びます。人が病気になったときに健康な体に戻ろうとする働き、いわゆる自然治癒力も恒常性のひとつです。ホメオスタシスは低線量放射線のもつホルミシス効果によって、よりよく機能することがわかっています。

ちなみにホルミシスとは、ある物質が高濃度あるいは大量に用いられる場合には有害であるのに、低濃度あるいは微量に用いれば、逆に有益な作用をもたらす現象を示す言葉です。

## 低線量の放射線による健康効果

放射線は物質を透過する力が大きいので体の内部まで届きます。放射線が大量のとき体の中で最初に起こることは、水分が放射線によって分解され、反応性の非常に高い活性酸素の一種、ヒドロキシルラジカルができあがります。人の体は90％以上が水で構成されているので、体の至るところでヒドロキシルラジカルができると考えられます。これが大量にできてしまうとＤＮＡが損傷し、細胞が死滅し、その結果、病気になったり死亡することがあります。放射線を大量に浴びると放射線障害を引き起こしたり、最悪の場合は死に至ることになります。

しかし、低線量の放射線は、細胞に刺激を与えるにとどまり、それが逆に合図になり細胞の防御反応を高め、体によい影響を与えることになります。

低線量の放射線による健康効果としては、次のことがあげられます。

①体内で過剰の活性酸素を除去したり、無害化する酵素が増加する。

②免疫機能が高まる。

③アポトーシス（発がん物質などで傷つき異常化したＤＮＡを処理する）を活性化

する。
④がん抑制遺伝子のたんぱく質が増加する。
⑤細胞や組織の活性化により、病気の予防や治療、老化防止が図られる。
花巻トロンは、トロンを人工的に温浴水に溶け込ませて利用しています。密閉させた室内で、トロンが皮膚から、あるいは呼吸で体内に取り込まれ、全身の組織や器官に行きわたり、生理的刺激作用をもたらします。その結果、抗酸化機能や免疫機能を高め、抗炎症機能、病的変調をきたした細胞を活性化し、皮膚、筋肉、内臓器官における炎症、疼痛、腫瘍などを回復に導くだけでなく、血糖値やコレステロール値の改善を期待することもできます。

## 臨床試験で確認されたトロン温浴の健康効果

８年前になりますが、平成20年10月に臨床試験を行い、トロンの健康効果を確認しました。臨床試験は、岡山大学医学部山岡聖典博士の指導の下に、対象者を「健常者」「糖尿病」「高血圧」「リウマチ」「高コレステロール」のグループに分け、全体で１００名（有効サンプル数76名）を対象に、２週間（１日30分、週５回）、トロン温浴をしてもらいました。その際に得られたデータを紹介します。この結果から、トロン温浴が生活習慣病を改善し、免疫機能を向上させることが明らかになりました。

### ・高血圧が改善

高血圧は、脳卒中などの危険因子です。収縮期血圧130mmHg以上、拡張期血圧85mmHg以上でリスクが高まるといわれています。私は、年齢が高くなるにつれて血圧値も少しずつ高くなってよいのではないかと思っていますが……。

トロン温浴をする前と比べると、収縮期血圧、拡張期血圧ともトロン温浴開始1週間後、2週間後と徐々に低下していることがわかります。ちなみに、トロン温浴を中止した1週間後には元の血圧に戻っています（図4参照）。

### ・血糖値が改善

血糖値が110mg／dl以上の高い状態が続くと、糖尿病のリスクが高まるといわれています。トロン温浴を続けると、高かった血糖値が徐々に低下し、さらにはトロン温浴を中止した1週間後も低下傾向の状態が続きました（図5参照）。

### 図４　高血圧の改善

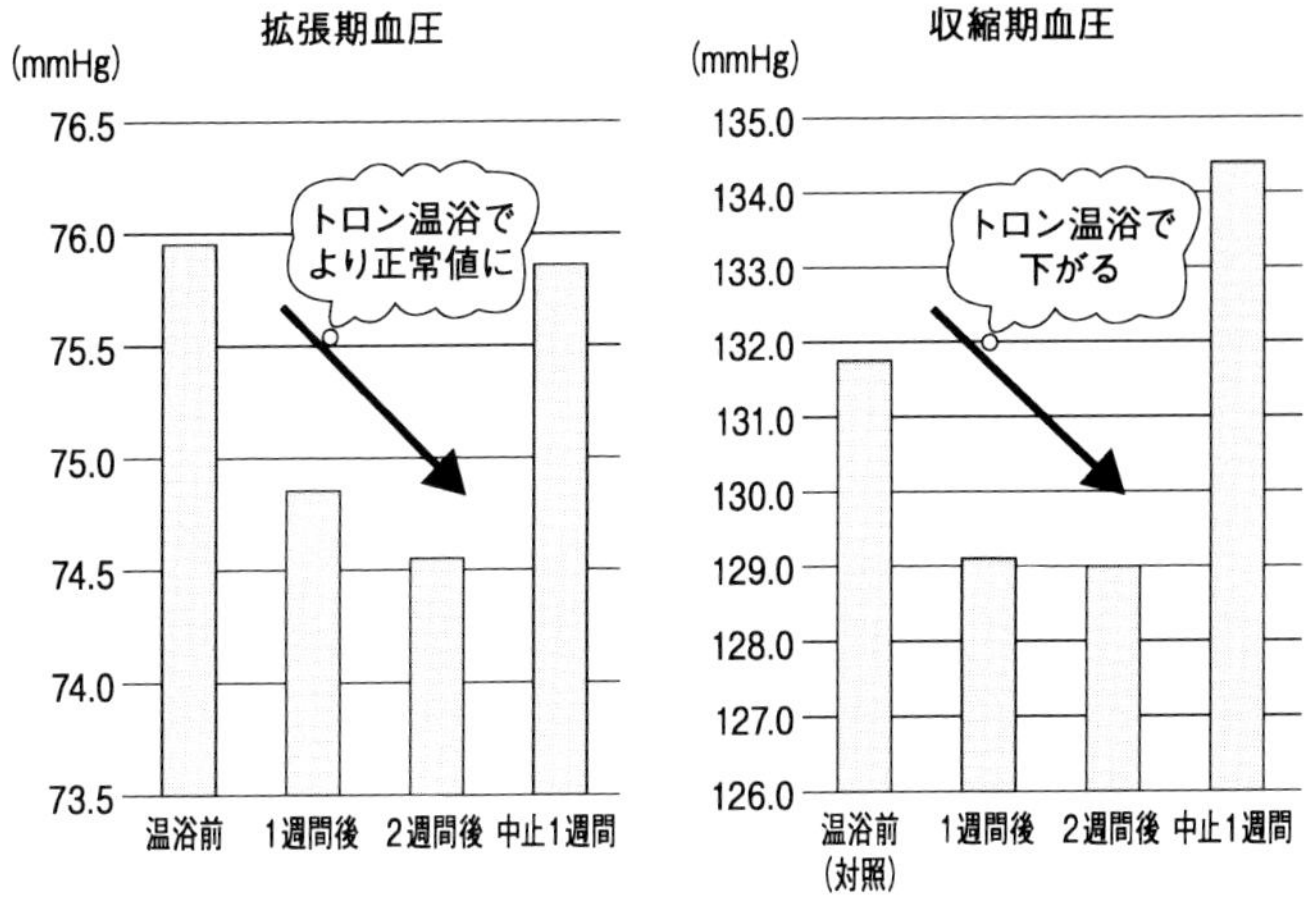


### 図５　血糖値の改善

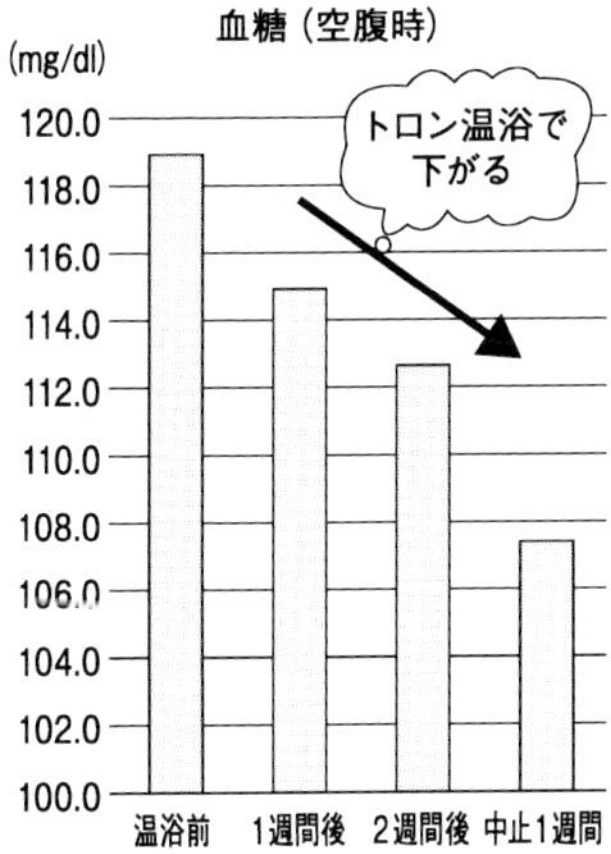


### 図６　コレステロール値の改善

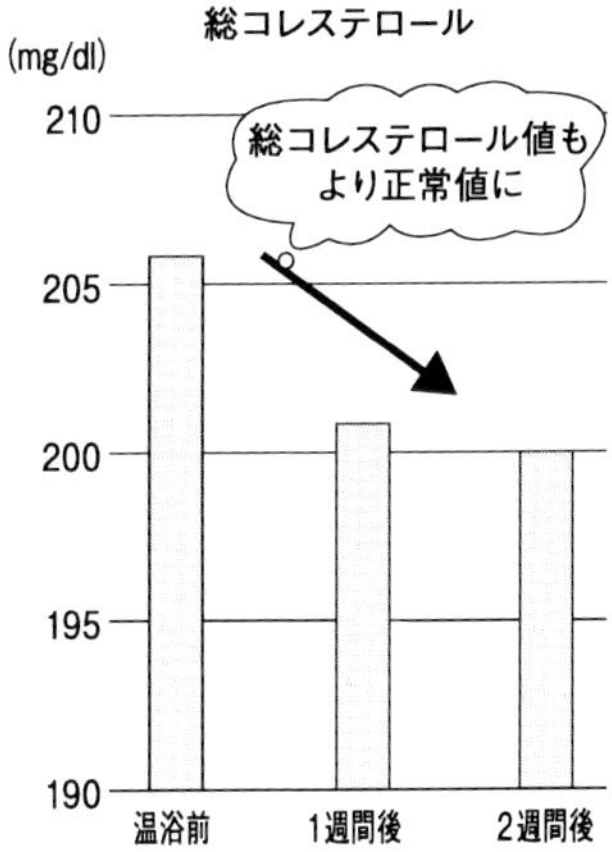

## ・コレステロール値が改善

血液中のコレステロール値が２２０mg／dl以上になると動脈硬化の原因となり、虚血性心疾患や脳梗塞の危険性が高まるといわれています。トロン温浴をすることによって、総コレステロール値も下がる傾向をみせることがわかりました（図6参照）。

## ・免疫システムの働きを高める

免疫システムには、たとえば発生したがん細胞を見つけて攻撃し、増えるのを防ぐ働きがあります。タチナタ豆の種子に含まれているたんぱく質で、がん細胞の増殖を抑制する作用があるコンカナバリンAという成分を活用した免疫システムを調べる検査方法があります。その検査方法によると、トロン温浴を続けることによって、免疫システムの働きが高まる傾向のあることがわかりました（図7参照）。

## ・関節リウマチの進行を抑制

関節リウマチは自己免疫システムに異常をきたし、手関節などを破壊し、痛みや腫

**図7　免疫システムの働きを高める**

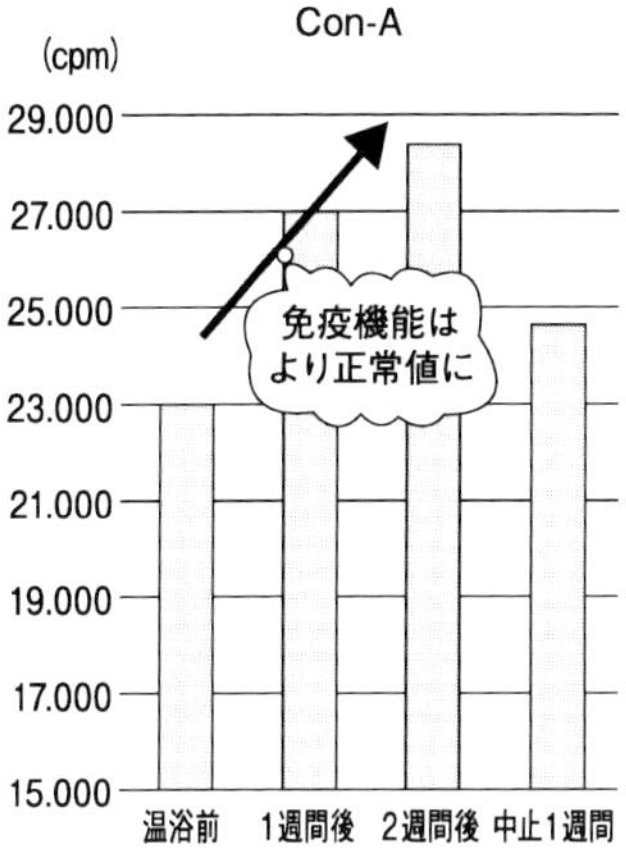


**図8　関節リウマチの進行を抑制**

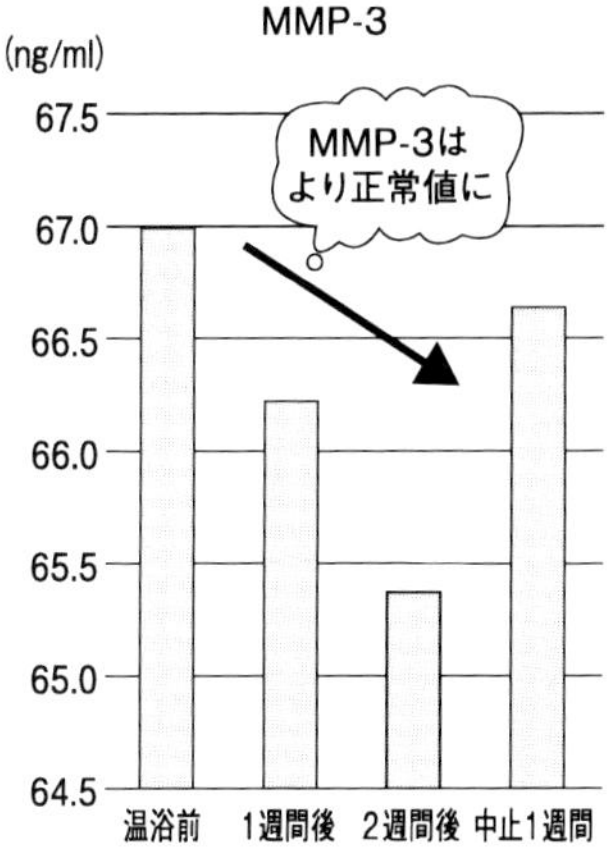


れを起こす病気です。関節リウマチの早期診断に血液中のＭＭＰ－３（マトリックスメタロプロティナーゼ－３）を調べる検査があります。このＭＭＰ－３は、主に関節を覆う関節滑膜表層の細胞から分泌されるたんぱく分解酵素で、軟骨を構成するコラーゲンなどを分解し、関節リウマチ患者の血液検査では80～90％の高確率で早期から高い数値を示します。ＭＭＰ－３の数値が高い（男性１２１ng／ml以上、女性60ng／ml以上）人ほど、関節破壊の進行が早く、治療が難しくなるといわれています。関節リウマチを患っている方がトロン温浴を続けると、ＭＰ－３も徐々に低下傾向をみせること

がわかりました。ただ、温浴を中止した1週間後には元の数値に近い状態に戻っています（図8参照）。

## トロン温浴水と天然ラジウム温泉の違い

放射能泉は、天然でも人工でも同じ核種（原子核の種類のことで、なかでも放射線を放出してほかの原子核に壊変するものを放射性核種といいます）、同じ濃度であれば、その効果に変わりはありません。ただし、天然のラジウム温泉の場合は、季節や時間、天候、地殻変動などの諸条件によって、放射線の濃度が変化するだけでなく、ラドンは半減期が長く、

**図9　天然温泉と人工泉の違い**

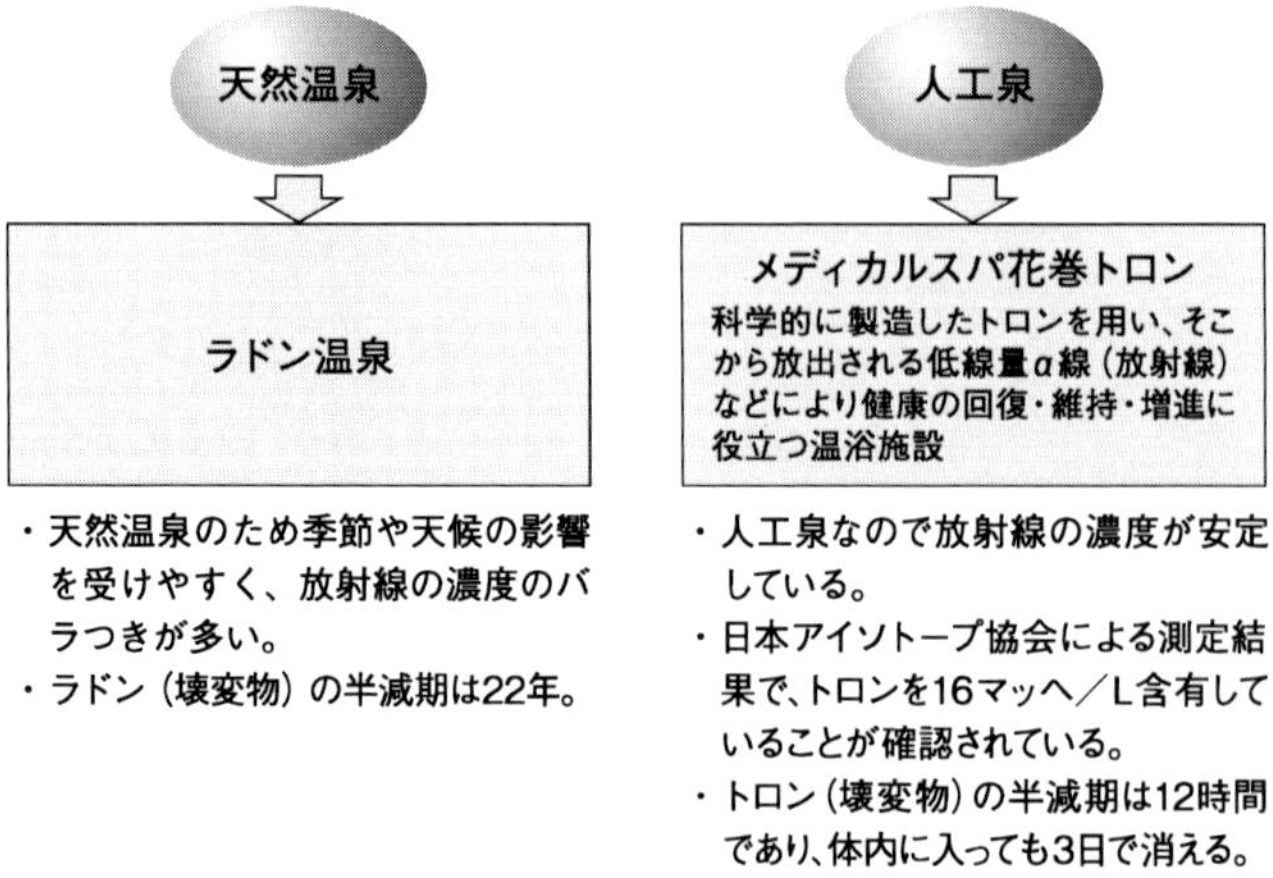
天然温泉
ラドン温泉
・天然温泉のため季節や天候の影響を受けやすく、放射線の濃度のバラつきが多い。
・ラドン（壊変物）の半減期は22年。
人工泉
メディカルスパ花巻トロン
科学的に製造したトロンを用い、そこから放出される低線量α線（放射線）などにより健康の回復・維持・増進に役立つ温浴施設
・人工泉なので放射線の濃度が安定している。
・日本アイソトープ協会による測定結果で、トロンを16マッヘ／L含有していることが確認されている。
・トロン（壊変物）の半減期は12時間であり、体内に入っても3日で消える。

人体への影響という意味で活用面での問題もあります。

一方、トロン発生装置で作り出されるトロン温浴水は、半減期がとても短いのがメリットのひとつです。そのため天然のラドンよりも放射能が体内に残留する時間が短く、入浴後の強い爽快感を味わえるのが特長です。入浴後、休憩をとり、1日3～8回程度の入浴が適度の刺激となり、心地よく全身に作用します。温泉法では、天然で湧出するものだけを温泉としているので、人工泉である花巻トロンは純粋の意味では温泉ではなく、「トロン温泉」とよぶことはできません。しかし、放射能泉として安定した濃度のトロン温浴水を供給し、さまざまな体への温浴効果を発揮している花巻トロンは、まさに「メディカルスパ」とよぶにふさわしい温浴施設です（図9）。

## トロンと出合ったから私は生きている

私とトロンとの出合いは偶然でした。かつて静岡にもトロン温浴施設があり、たまたま私がその施設を購入することになったとき、私は体調を崩してしまったのです。もともと持病の不整脈を抱えていましたが、血圧の最高と最低の差が10㎜Hgになってしまい、医師からは休養をとるしかないと言われました。そんなとき、静岡トロンの従業員が「トロンは血圧にいいんですよ」と、トロン温浴を強く勧めてくれました。初めは半信半疑でトロンに入っていましたが、3カ月ほど経つと血圧の幅が出てきて体調が改善してきたのです。

その当時、私は甲状腺髄様がんであったため腫瘍マーカーの値も高くなっていましたが、トロン温浴を続けていると腫瘍マーカーであるCEAの数値が下がってきました。医師から「何かしているのですか?」と聞かれたので、「トロンに入っています。ラジウム温泉のようなものです」と話すと、「そのトロン温泉について、一緒に研究しませんか?」と共同研究のお誘いを受けたこともありました。

それ以来、トロンに興味が湧き、いろいろ調べてみると、山岡聖典先生が電力研究所から岡山大学に移り、放射線ホルミシスの研究を始めるとの記事を見つけたのです。そこで、山岡先生にトロン鉱石の分析を依頼したところ、先生から「トロンの解明は世界的にも珍しく、脚光を浴びると思います。ついては、放射能濃度が高いので、研究に先がけて原子力規制室の了解をとってほしい」とのメールが届きました。

早速、原子力規制室(現・原子力規制庁)まで足を運びましたが、初めはまったく取り合ってもらえませんでした。門前払い同然に断られつづけていましたが、10回目くらいの訪問のとき、主任検査官の方が対応してくれました。その方は「トロンについて私は詳しいことは知りません。しかし、トロンの開発に携わってこられたのが元理化学研究所の飯森里安先生や畑晋先生なら信用できます。なぜなら飯森先生たちは日本の放射線化学の礎《いしずえ》をつくった方たちです。この方たちがつくったものなら本物だと思います」と認めていただき、さらにトロンの研究を行うなら東京に出てきたほうがよいとのアドバイスもいただきました。

## 畑晋先生との出会い

上京してトロン研究を行うため、飯森先生の弟子にあたる畑晋先生を探すことから始めました。畑先生はトロン温浴水に関する基礎理論を発表された方で、トロン発生装置の生みの親です。鎌倉にお住まいとの情報を得て、電話帳で調べ、順番に電話をかけたところ、幸運にも4軒目の電話で畑先生に出会うことができました。

畑先生はトロン温泉の可能性について、次のように話してくださいました。

「太平洋戦争当時の療養といえば温泉療養でした。そのなかで傷の治りがいちばん早かったのが放射能を含む温泉でした。天然のラジウムはウラン系です。ただ、ウラン系は22年間も放射能が残るので体へのリスクが考えられます。その点、トリウム鉱物から出てくるトロンなら12時間で半減し、3日も経てば消滅するので基本的にリスクはありません。そこで私はトロンだけを抽出させる装置を作ったのです。なぜなら、トロンは地球上に存在する物質のなかで細胞をいちばん活性化させる物質だからです。いまから50年後、100年後には、すべての病気は治せるようになっているのかもしれませんが、いま生きている私たちのために、このトロン発生装置を作ったのです」

私はその場で、「畑先生、そのバトンを私に引き継がせてください。トロンを世の中に広め、残していきます。ぜひ、その理論や技術を教えてください」と頼み込みました。畑先生は快諾し、はじめは30分しか時間がとれないとの話だったのに、なんと5時間もトロンについて熱心に教えてくださいました。

そのころ私は、自分自身ががんを患っていたことや、乳がんで亡くなった義理の母親を看病していたことから、がんにかかった方のつらさや痛みが心底わかっていました。畑先生のお話を伺うことで「トロンを世の中に残さなければならない」という強い衝動に襲われました。そんな私に畑先生は惜しみなく、さまざまなことをアドバイスしてくださいました。それから、私とトロンとの本格的なつき合いが始まりました。

初めに取り組んだのは、当時まだ残っていた全国のトロン施設めぐりです。北海道旭川、岩手県花巻、千葉県鴨川をはじめ、東京都、山梨県、愛知県、山口県にも足を延ばしました。行ってみてわかったことは、いずれの施設でもトロン発生装置を使っているもののトロンは発生していなかったということです。さらに、愛知、山口のトロン施設は発生装置の構造そのものに問題がありました。

## トロン発生装置の理論を現実に

畑先生は、3つの要件を満たせばトロンを抽出することができるように発生装置を作ったと話していました。3つの要件とは、流速（希ガス元素になったものを取り込むため一定程度の液体の流れの速度が必要）、粒度（トリウムを含んだ砂粒の一定した大きさ）、有機酸の濃度（トロンが水やお湯には溶け込みにくいため媒体として活用する有機酸濃度）です。この3つが整わないとトロンを抽出することはできません。

つまり、一定の温度、圧力、流速という条件のなかでクエン酸を媒体にしてトリウムを含んだ砂からトロンを抽出し、トロン抽出原液をつくり、一定の希釈をして浴槽に注入するわけです。

3つの要件のうち、粒度と濃度は一定に保たれているため、ポイントは流速ということになります。そこで、流速を阻害するものは何かと考えたとき、フィルターの交換が必要であると気づきました。フィルターが詰まった状態では、流速はかかりません。花巻トロンでも当時フィルターが目詰まりを起こしていて、トロンが発生しませんでした。それ以降、良質なフィルター探しを始めましたが、偶然にも初めに飛び込んだフィルター会社のものが現在使用しているフィルターと同じものだったのです。トロンとの出合いもそうですが、偶然の出合いが重なって現在につながっています。

こうして、トロンを抽出する理論と装置は整いました。残るは、花巻トロンで実践的な最終確認をすることだけです。花巻トロンを選んだ理由は、畑先生が「トロン温浴室の環境はこうあるべき」という条件にいちばん近かったからです。

花巻トロンのオーナーに話を持ちかけたのが平成15年のことですが、そのときも運がよく、岩手県に、お湯に溶け込んでいる放射能濃度を測定することができる、日本アイソトープ協会という公益社団法人がありました。協会の担当者に「実はトロンがお湯に溶け込む装置があるんですが、測定してもらえませんか」と申し出たところ、担当者は「金属元素が水に溶け込むわけがない。水に溶けるには何十億年もかかる」と、アイソトープ手帳を示しながら説明してくれました。

放射能の専門家である畑先生が「3つの条件を満たせば抽出することができる」と説明していたので、重ねて「測定してください」とお願いしました。担当者は半信半疑の様子でしたが、フィルターを交換する前と後の数値をそれぞれ測定してくれました。結果は、フィルターを交換する前はトロンは確認できませんでしたが、交換したあとは見事にトロンがお湯に抽出されていることが確認できました。平成16年7月、畑先生の理論に基づくトロン発生装置の実用化の目途が立った瞬間でした。

## トロン温浴で奇跡が起きた!

平成16年から17年の始めころ、私は毎日、花巻トロンに常駐していました。小児がんを患った少年の回復や骨転移した患者の状態が改善したことなどが評判をよび、利用客が急増していたからです。ところが、好事魔多し。花巻トロンで、ある不祥事が起こってしまいました。

やむなく平成17年8月、花巻トロンが改装に入る時期に合わせて、私は花巻トロンからの撤退を決めました。ところが、そのせいでトロン温浴ができなくなった小児がんの少年がその後しばらくして亡くなってしまったのです。痛恨のきわみでした。

トロンに入りたくても入れずに亡くなった少年の思いに応えるためにも、ライフワークとしてトロンに取り組みたいとの思いから、山梨トロン購入の交渉に入りましたが、契約書を交わす段階になって右の腹部に違和感を感じ、CT検査を行ったところ肝臓にがんが見つかりました。急遽、交渉は打ち切りにせざるを得ませんでした。

トロンに入りたいけれど、改装中の花巻トロンには行けない。そこで知多半島のトロン施設に行くことにしました。肝臓がんが見つかったのが平成18年8月16日ですが、8月20日には知多半島に向かっていました。前述したように、知多半島のトロン施設は抽出タンクに構造上の問題があり、トロンの抽出が困難な状況だったことから、抽出タンクを入れ替える必要がありました。知多半島のトロン施設の経営者と話をして、療養させてもらうことを条件に、私が持っていたトロン抽出タンクと交換したのです。そこでは、およそ1年間療養しましたが、その間、仕事はすべて中断し、ひたすらトロン温浴をくり返す日々を送りました。その結果、平成19年10月にCT検査をしたところ、肝臓がんが消えていたのです。まさに奇跡が起こった心境でした。そんなときに、ヨーロッパで申請していたトロン発生装置の特許が取得でき、二重の喜びでした。まさに追風が吹いていることを実感しました。

## 大病を経てトロン普及に命をかける

「やるぞ」と、意欲が心の底からわいてきました。そんなとき花巻から「トロンが発生するように装置を修理してほしい」との依頼が届き、「この際だから花巻トロンを譲っていただけませんか」と申し入れたところ、それが実現することになったのです。

早速、花巻トロンを運営するために新しい会社を立ち上げました。1年間懸命に働くことで、直営でトロン事業に取り組めるようになりましたが、無理がたたって体調を崩してしまいました。体のなかにあるがんが悪さをしはじめた、と感じました。自分の健康を取り戻すためには、どうしてもトロン温浴が必要でした。月1回10日間は、花巻トロンへ行き、トロン温浴をしながら、花巻トロンの運営に携わる生活を続けました。

平成22年ごろ体調の悪さは限界に近づいていました。職場でもしばしば「しんどい」

「おかしい、おかしい」とまわりの人に体調不良をこぼしていました。ライフワークと決めたトロン事業は緒についたばかり。自分のなかでいろいろ構想を考えていましたが、体が耐えられなくなってきてしまいました。

平成23年4月ごろ、脈拍が速くなり、短期間の入院をしました。医師によると、「原因は心臓ではなく、がんが悪さをしていますね」ということでした。第1章でお話ししたように、ここから私の凄まじい闘病体験が始まるわけですが、手術後も厳しいリハビリに取り組みながら（それは現在も続いています）、いまも元気にライフワークであるトロン事業に取り組んでいます。

## がんにかかっても10年生きる

### 注目される10年生存率

国立がん研究センターなどの研究グループが平成28年1月19日、「がんの10年生存率」を発表しました。がんと診断された患者3万5000人を10年間追跡した調査結果です。これまで、がんについては主に「5年生存率」が使われてきましたが、5年経過後も再発・転移することがあり、これからは10年生存率が一般化するのではないかと思います。

私は、花巻トロンに通ってくるがん患者とのコミュニケーションを図るうえで、「10年生き抜く」ことを目的にするよう勧めています。心に深く刻まれるような目的をもつと、人は真剣な努力を続けることができます。目的は人それぞれ違いますが、目的に向かって真剣な努力を継続することで、余命期間を大きく超えて生活している人が生まれている事実があります。がんが縮小した、消えた、腫瘍マーカーが下がったことを喜んでいるがん患者たちがいます。私はこの方々を「がんサバイバー」とよんでいます。トロン温浴をすることと、生活習慣・生活環境をがんにかからないように整え、改善することで、元気にがんと共存している方々に接していると、トロンを全国に広めることが私の使命だと強く思えてくるのです。

がん患者のなかには、手術もできない状態でがんが見つかることがあります。そんな場合、多くが抗がん剤治療を勧められます。抗がん剤治療を受けると一時的にがんが縮小し、進行が遅くなることがあります。その一方で、抗がん剤治療を受けると、吐き気、食欲不振、しびれなどの副作用に苦しめられます。さらに、白血球が極端に減少するなど、免疫力も低下します。体力も落ち、感染症を防ぐために行動も制限されます。花巻トロンで温浴している抗がん剤を服用中のがん患者たちに副作用の出現が少ないことは、すでに紹介させていただきました。私は現代医療を否定しませんし、抗がん剤の開発も急速に進んでいることは間違いありません。しかし、花巻トロンで現実に起こっていることを前にすると、がんにかかったときの対処法として、トロンは有力な選択肢のひとつだと考えるようになりました。

トロンをひとつの選択肢として考えたいという方のために、患者としての私自身の経験をベースにした効果的な温浴法についてまとめてみましたので、参考にしていただけると幸いです。トロンに一度入っていただくとわかりますが、汗がしっかり出てきます。健康な方々が疲労回復や病気予防を目的として入っても効果がありますが、がんにかかった方が、がんの抑制・がんとの共存を目指して入る場合は、表1のような入り方をお勧めします。

## 「トロンを世に広める」という使命を胸に

毎日トロンに通い、1日6～8回温浴することを続けるには、ある程度の体力と真

**表１　効果的なトロン温浴の仕方**

<table>
<tr><th></th><th>温浴の仕方</th><th colspan="2">所要時間など</th></tr>
<tr><td>1</td><td>温浴室に入ったら、全身をきれいに洗ってください。</td><td colspan="2"></td></tr>
<tr><td>2</td><td>初めは浴槽の縁に腰かけ、足を浴槽に入れます。いわゆる足浴です。このとき手首までお湯に入れます。</td><td>８～10分</td><td rowspan="3">計15～17分</td></tr>
<tr><td>3</td><td>次は半身浴です。腰までお湯につかってください。</td><td>５分</td></tr>
<tr><td>4</td><td>最後は首までつかります。</td><td>２分</td></tr>
<tr><td>5</td><td>温浴開始から３～５分くらいでたっぷり汗が出てきて、老廃物も排出されます。ゆったりとした気分で入りましょう。</td><td colspan="2"></td></tr>
<tr><td>6</td><td>浴槽から出た後の上がり湯は必要ありません。ぬれた体をタオルで押さえるように拭き、30分～１時間ほど休息します。休息中はしっかり水分を補給してください。</td><td colspan="2">休憩30分～１時間程度<br><br>※２～６を１セット（１回）として、１日６～８回温浴</td></tr>
<tr><td>7</td><td>休息後、再び温浴します。２回目以降の温浴時間は、１回目と同じか少し短めでもよいでしょう。</td><td colspan="2"></td></tr>
<tr><td>8</td><td>がんにかかっている人は可能なかぎり毎日、高血圧や糖尿病など生活習慣病の改善を目指す人は週２～３回温浴するようにしましょう。</td><td colspan="2"></td></tr>
</table>

剣な努力の継続が求められます。人生にはさまざまなしがらみがあります。余命宣告を受け、身辺整理をするためにトロンに通うことをあきらめてしまう人もいますが、私はとても残念だと思います。

末期がんになっても、10年生き切る目標をもって、トロンに通うとともに、がんと共存していくために食生活・生活習慣・生活環境を整え、改善することを、1カ月、3カ月、1年間続けていただきたい。10年生きる立場から見てみると、決して長い期間ではないでしょう。真剣な努力の継続の先にしか奇跡は起こりません。そして初めて、がんサバイバーになる道が広がると確信しています。

ひとりでも多くの方に、がんと共存するひとつの選択肢としてトロンがあることを知っていただきたい。そのためにもトロンを全国に広めたい。それが私のライフワークであり、ミッションだと思っています。

# 第3章

# がんと共存して10年生きる条件

## 「医師選び」と「治療の選択」が寿命を決める

花巻トロンでがん患者とコミュニケーションをとっていると、医師や医療の現状についてさまざまな課題が見えてきます。本章では、がん医療について患者の立場からみた問題点を取り上げるとともに、がんサバイバーとなるために患者がどうすればよいかを考えてみましょう。

### 病気の記録をつける

自分の命を守るのは自分自身であり、自分の命に責任を取れるのも自分だけです。医師は、病気を治す手伝いをしてくれる存在にすぎません。

「先生にすべてお任せします」と、医師に判断をまる投げする患者がよくいますが、これは命を捨てるに等しい行為です。がんは治らないとあきらめている医師がいることも知っておくべきでしょう。がんは治らないと思っている医師に判断をまる投げしたら、助かる命も助かりません。

がんを自分で治すための具体的な行動のひとつとして、私は、病気の経緯を文章にまとめることを提案しています。自分の病気について書くことで頭の整理ができ、今後どのような治療をすればよいか、生活のどんなところを改善すればよいかがおのずと明らかになってくるからです。花巻トロンに通うがんサバイバーも病気の記録を書きつづけています。その元気な姿を見るにつけ、「がんを治すのは自分自身」との思いを強くしています。

## 治療の最終選択をするのは患者自身

「インフォームドコンセント」という考え方が日本に〝輸入〟されて二十数年になります。いまでは、かぜで町のクリニックを受診したときでさえ、「説明と同意」が普通に行われるようになりました。医師から病気の状態や治療法についてよく説明を受け十分理解したうえで（informed）、患者が自らの意思にもとづいてその方針に同意する（consent）こと――これがインフォームドコンセントです。

手術をするときなど、よく医師が一方的に説明をまくしたてて同意書に判を押すよう迫ることがありますが、こうした同意書は医師があとで家族から文句を言われないよう証拠を残すためのものであり、「患者のため」ではありません。大切なのは、「医師の説明を十分に理解し、患者が納得して」判を押すことです。

インフォームドコンセントとは患者の権利であり、患者の選択権と自由意志が尊重される場でなければなりません。患者は自分の病気についてよく勉強して、「先生、こんな方法もあるのではないですか？」と質問したり、「もう少しわかりやすく説明してください」と要求することも大事です。「患者が先生の家族だったらどうしますか？」と聞いてみるのもよいかもしれません。とくに、がんのおそれがある場合、総合的な検査が終わって確定診断や治療法の説明を受けたときは、その場ですぐ同意しないことが肝要です。いったん家に帰ってよく考えてみる。それくらいの慎重さが必要でしょう。

花巻トロンに通うがんサバイバーの方々は、自分の病気について実によく勉強し、自分の判断で治療法を選択しています。甲状腺未分化がんの伊藤政吉さん（24頁参照）は、医師から勧められた放射線治療を断っています。腎細胞がんが副腎に転移した佐藤英一さん（30頁参照）は分子標的薬の投与を中止し、すい臓がんの土佐宏さん（43頁参照）は副作用が激しい抗がん剤の「休薬」を申し入れ、受け入れられました。

抗がん剤の中止は、いわゆる「標準治療」を拒否することを意味する命がけの決断です。インフォームドコンセント時代の到来とともに、いまや「治療の最終選択は患者に委ねられている」と覚悟する必要があるでしょう。

## 真のセカンドオピニオンを受けるコツ

セカンドオピニオン（第二の意見）とは、主治医の診断・治療が適切かどうか、別の医師の意見を求めることをいいます。がん専門病院などでは「セカンドオピニオン外来」を設けているところもあります。このような病院のホームページをみると、セカンドオピニオン外来を受診する条件として、現在かかっている医師の紹介状と血液検査結果、MRI、CTなど検査画像を持参し、予約したうえで来院するよう書かれています。

私は、本当の意味でのセカンドオピニオンを受けるにはこの方法ではだめだと思っています。医師というものは基本的に同業者に気をつかい、ほかの医師を否定するような意見は口にしません。まず反対意見は避ける、と思っていたほうがよいでしょう。

したがって主治医の紹介を受けるより、インターネットやがんサバイバー同士のコミュニケーションで情報を得たりして、これはという病院を決め、直接、外来を訪ねる方法をお勧めします。紹介状なしで大病院を受診すると初診時や再診時の患者負担が加算されるうえ、同じ検査をまた受けることになるかもしれませんが、本当の意味でのセカンドオピニオン、サードオピニオンを受けるためにはやむを得ないのではないかと思います。

## こんな医師を選んではいけない

### マニュアルどおりの治療しかしない医師

手術、抗がん剤、放射線が、がんの3大治療法です。胃がん、肺がん、乳がんなどの固形がんでは手術による摘出が第一選択肢となりますが、手術前に放射線や抗がん剤でがんを縮小させたり、再発・転移の予防を目的として抗がん剤投与や放射線照射を行うこともあります。近年は「第4の治療法」として免疫療法も注目されており、標準治療を補完する代替医療にもさまざまなものがあります。

標準治療については、日本胃癌学会、日本肺癌学会など部位別に学会があり、各学会でガイドライン（マニュアル）が作成されていますが、花巻トロンに来ている方々と話をするにつけ、マニュアルどおりの治療しかしない医師がいかに多いかを実感しています。

患者は一人ひとりみんな違います。相談を受けたとき、私はまず相手の状態をよく知ることから始めます。そして、その人に合った、がんとの共存の仕方を考えるのです。画一的なアドバイスをしたことは一度もありません。抗がん剤であれ放射線であれ、それを勧めたことも、やめるように言ったこともあります。治療の進め方についても同様で、抗がん剤の投与量などもその人の状態に合わせた微妙なさじ加減が求められます。マニュアルどおりの治療しかしない医師は、少なくともがん患者の味方ではありません。

## 末期がんは治らないとあきらめている医師

かつて私の知人であった医師は「まだがんになるメカニズムがわかっていないのに治せるわけがない」と面と向かって言い放ちました。このように、はじめから「がんは治らない」と決めてかかる医師とつき合うのは時間の無駄です。

末期がん患者を診たがらない医師もいます。看取りたくないという理由で、がん患者を診療しない医師もいます。花巻トロンに来ているあるがん患者は、医師から「命にかかわるような患者は診たくない」と言われたそうです。私も、かぜをひいて近所のクリニックに行ったとき、がんにかかっていることを理由に診療を拒否されたことがあります。私の姉も、がんで肝臓に水がたまり緊急入院した翌日、強制退院させられた経験をもっています。

末期がんは治らないとあきらめている医師、がん患者を診たがらない医師は、選ばないほうが賢明です。

## 患者の痛みや苦しさを理解しようとしない医師

医療のＩＴ化、専門化が進むにつれて、患者を見ずにパソコンの画面ばかりを見ている医師が増えてきたように感じます。患者という生身の人間を、数値や画像データだけで診療できると思っているのでしょうか。このタイプには、「がんの治療は苦しいのが当たり前」と考えている人物も少なくないようです。彼らには、患者の気持ちはわかりません。

命にかかわる病気にかかった患者のQOL（生活の質）を高めるアプローチとして、「緩和医療」「緩和ケア」とよばれるものがあります。現在、緩和医療や緩和ケアは、従来のホスピスにおける終末期ケアだけでなく、「がん対策基本法」にも唱われるように、がん患者に対しても必要な発想であるとされています。つまり、がんの治療だけでなく、心身の苦痛をやわらげるケアが不可欠と考えられているのです。

かつて日本赤十字医療センター外科部長を務めた故・竹中文良医師は、「自分ががんになって、初めて患者の心のケアの重要性に気づかされた」と語っていました。竹中医師は自らの体験を機に、がん患者の支援団体ジャパン・ウェルネス（現・がんサポートコミュニティー）を設立しました。

患者の痛みや苦しさに思いをめぐらす医師に出会いたいものです。

## 自分の言うとおりにしないと怒り出す医師

乳がんにかかり、大学病院で定期的なフォロー検査を受けていた桜田さん（仮名）に、新たな乳がん（ステージ2）が見つかりました。手術でがんを摘出するとともに、リンパ節への転移の確認と再発抑制のため脇の下のリンパ節もいくつか切除し、病理検査を行った結果、リンパ節にわずかな転移が認められました。主治医からは、抗がん剤治療を勧められたそうです。

当時、母親の介護にあたっていた桜田さんは、最初の乳がん手術のあとに受けた抗がん剤の副作用がひどく、治療を中止した経験があります。そこで、セカンドオピニオンを受けようと、ご主人と一緒に東京にあるがん専門病院の腫瘍内科を訪れたところ、医師は病院のデータを示しながら、抗がん剤治療を受けたときの再発・転移の可能性は約10％、受けない場合は15～20％との説明をしてくれました。参加していた患者会でも抗がん剤治療は受けないほうがいいという意見が多かったこともあり、母親の介護を続けるため抗がん剤投与は受けないという結論に至りました。

そのことを主治医に伝えると急に怒り出し、「患者会なんかに行くからいけないんだ！」とまで言われました。これを機に主治医との関係が悪化したため、患者会の理事長である医師に相談し、紹介された別の病院でいまもがんのフォローを続けているそうです。

がんと共存し、がんサバイバーとなるためには、ときには医師が勧める治療法を断ることも必要になってきます。そんなとき、「怒り出す」「機嫌が悪くなる」「態度が変わる」ような医師には、患者のほうから見切りをつけましょう。

## ほかの病院で手術した患者の診療を拒否する医師

東北のある大学病院で肺がんの治療を受けていた患者が、関東にある病院でセカンドオピニオンを受け、結局、その病院で手術をすることになりました。退院後、自宅に近い東北の大学病院を訪れ、手術後のフォローをお願いしようとしたところ、「あなたは関東の病院の患者だ。私のところで診ることはできない」と診察を拒否されたというのです。

がん手術後のフォロー（定期的な血液検査やCTなどの画像検査による経過観察）は、術後の体の状態をチェックし、再発・転移を防ぐために不可欠です。医師法19条には、「診療に従事する医師は、診療治療の求めがあった場合には、正当な事由がなければ、これを拒んではならない」と規定されています。診察を拒むなど言語道断です。こんな医師は、こちらから願い下げにしたいものです。

## 賢い患者になろう

### 余命とは「医師が言うとおりの治療を受けたときの生存期間」

第1章で紹介した甲状腺未分化がんを患っている伊藤政吉さん（24頁参照）、腎細胞がんが副腎に転移した佐藤英一さん（30頁参照）、悪性中皮腫にかかった佐藤一男さん（48頁参照）、すい臓がんになった土佐宏さん（43頁参照）たちは、医師から「余命2～3カ月。来年の桜は見られない」といった余命宣告を受けました。しかし、その後の経過はそれぞれ異なるものの、宣告された余命期間を大きく超え、いまも元気に生活しています。

平成27年9月に花巻トロンに来られた青森県在住の山本洋子さんもステージ4の子宮体がんが見つかり、医師に「来年の4月まで生きられない」と言われましたが、花巻トロンに通いはじめて元気を取り戻しました。腫瘍マーカー値は安定し、そのほかの血液検査結果も基準内に収まっています。余命期間はとっくに過ぎ、家族も「がんは治ったのではないか」と思うほどパワフルな暮らしぶり。宣告自体を忘れてしまったかのようです。

こうした事例を目の当たりにするたび、「余命」とはいったい何かという疑問にかられます。そして、こう思うのです。余命とは、単に「医師の言うとおりの治療を受けた場合に生きられる期間」を示したにすぎないのではないか、と。医師は、病名とそのステージ（病気の進行度合い）、生存率等のデータに基づいて判断するのでしょうが、そんな「余命」が当てにならないことは、これまで紹介してきたがんサバイバーの方々を見れば明らかです。私などは余命宣告どころか、「生きているのが不思議」とまで言われているのですから。

余命宣告について、もうひとつ知っておきたいことがあります。それは、医師の言う「宣告期間」が、医師がもとにしているデータよりも短くなりがちだということです。宣告した期間より先に患者が亡くなれば、「診断に誤りがあったのでは？」とか「医療ミスがあったのでは？」などと疑われる可能性があります。逆に、宣告期間より長く生きれば、「治療のお陰」と感謝されるでしょう。だから、データから予測される「余命」よりも短めの期間を告げるわけです。余命宣告にはこんな意識が働いていることも、ぜひ知っておいてほしいと思います。

## 「もう治療することがない」と退院を迫られることがある

これは私の友人が経験したことです。大腸がん（ステージ4）が見つかり、大学病院の消化器外科でがんを摘出し、ストーマ（人工肛門）をつける手術を受けました。手術後は、腫瘍内科医（週1回の非常勤）のもとで再発予防のための抗がん剤投与を受けながら仕事に復帰しました。ところが、6カ月後の検査で再発・転移が見つかり再入院。再び消化器外科でがんの摘出手術を受けました。

大手術で体力を消耗したこともあり、もうしばらく入院を続けて抗がん剤治療を受けるつもりでいたところ、消化器外科の医師から「もう治療できることはなくなったので退院してほしい」と告げられました。友人は「腫瘍内科医と相談してから……」と頼みましたが、ベッドの空きを待っている患者がいるとのことで、やむなく退院。抗がん剤治療を受けてもうひと頑張り、と考えていた友人は希望を絶たれ、失意のうちに私立病院に転院し、その日の夜に息をひきとりました。

大学病院をはじめとする急性期の大病院では、入院期間が長くなると診療報酬が大幅にダウンするため、ときとして退院要請が行われることになります。治療が必須であれば追い出されることもないのでしょうが、友人のケースでは経営的な判断が働いたのかもしれません。こうした経営面からの理由（治療の終わり）により病院を追い出される可能性があることを、患者は知っておいたほうがよいでしょう。加えて、多くの病院において入院の可否はそれぞれの臨床部門の責任者（この場合は消化器外科医）の判断に委ねられており、非常勤の腫瘍内科医にその権限はありません。ですから、腫瘍内科医に相談しても退院の決定がくつがえることはなかったと思われます。

もうひとつ言っておきたいのは、友人は抗がん剤治療に〝完治〟を期待していたようですが、抗がん剤で完治する可能性があるのは血液のがんなど一部のがんにすぎないということ。友人の場合は大腸がんですから完治が期待できないうえ、抗がん剤の副作用により免疫力が低下し、体力が奪われてしまう……。そのことに思い至るべきでした。最初の手術後、医師に言われるまま抗がん剤投与を受け入れるのではなく、ほかの方法がないか考えてみるべきではなかったかと残念でなりません。トロンに通うがんサバイバーの方々は、例外なく治療法を自分で選んでいます。その違いが、その後の大きな分かれ道となっているのかもしれません。

## ときには引き算の発想で治療法を見直そう

医師が勧める治療法の多くは〝足し算〟ばかりです。痛いといえば鎮痛剤、血圧が高いといえば降圧剤、尿酸値が上がったといえばそれを下げる薬というように、検査結果や症状に合わせて薬をどんどん足していきます。さらには薬が多くなると、今度は「胃に負担がかかるから胃薬を処方しましょう」という具合。こんな足し算の結果、1日に10種類以上の薬を飲む人も少なくありません。

ちょっと考えてみてください。たとえば、肝臓がんの患者がコレステロール値が高いからといってコレステロールを下げる薬が必要でしょうか。薬は肝臓を通って全身に広がり、再び肝臓に戻って分解・排泄されます。つまり、薬を飲むと肝臓に負担がかかるのです。肝臓がんの患者に対して優先すべきは、できるだけ肝臓の負担を軽くすることであり、コレステロール値が高いから薬を処方する、という機械的な発想ではありません。

残念ながら、いま何が優先されるべきかを考えている医師はそう多くないように私には思えます。患者は自分の命を守るために、〝引き算〟の発想をもつことが必要になるでしょう。自分が飲んでいる薬や受けている治療は本当に必要なのか、いま一度、考えてみることをお勧めします。

## 医師にも「経験の差」「技術の差」「専門の差」「人間力の差」がある

甲状腺未分化がんを患った伊藤政吉さん（24頁参照）は、地元の病院で「余命2～3カ月」と宣告され、抗がん剤治療を受けることになりましたが、医師や看護師の態度が腫れ物に触るようで、その空気感に耐えられなかったと言います。

伊藤さんから相談を受けた私は、当時、自分も通っていた東京の病院を紹介しました。甲状腺の病気治療では全国的に名の知れた病院で、後日受診した伊藤さんも「医師は自信をもって対応していることがわかるし、看護師も自然体で、不安はまったく感じなかった」と言っていました。おそらく地元の病院の医師は、甲状腺未分化がんの患者を診る機会が少ないのでしょう。「経験の差」は歴然としており、それがおのずと態度にあらわれ、患者を不安にさせたり安心させたりするのでしょう。

「技術の差」を強く感じたこともあります。私自身の経験ですが、5年前に大手術を受けてなんとか生還するまで3人の医師に「手術はできない」と言われたのです。はなからあきらめきった対応で、この3人はこちらから願い下げにしましたが、幸い4人目の医師は、私の状態をよく調べたうえで、「〇〇大学病院のA医師なら手術できるかもしれない」と紹介してくれました。自分の限界をわきまえ、ほかの医師を紹介してくれる――この人は医師として信頼できるな、と感じました。

紹介されたA医師は私を診察したあと、「手術は可能です」と即答しました。「経験の差」「技術の差」によって不可能も可能になるのか！と驚きました。手術は無事成功。A医師は文字どおり手術の達人、〝神の手〟の持ち主だったのです。しかし、手術の達人も、術後の治療になると必ずしも名医とはいえない場合があり、A医師もその例に漏れず、でした。このように医師には「専門による差」があり、それを知っておくことも、がんサバイバーとなるための大切なポイントのひとつといえるでしょう。

もうひとつは「人間力の差」です。悪性中皮腫を患った佐藤一男さん（48頁参照）の診察に同席したときのこと。私は、「地元の病院で抗がん剤治療を勧められたが、悪性中皮腫に抗がん剤は効かないと断った」と伝えました。するとその医師は、「私も抗がん剤治療を受けなかったことはよかったと思います」と答え、続けて、「患者さんがはっきり意見を言ってくれるのは、医師にとってありがたいことです。自分の意見をもたず、ただ、『助けてください。先生にお任せします』と言われるのがいちばん悩ましいことなのです」と話してくれました。

その後も医師は、佐藤さんの考えに真剣に耳を傾け、互いに率直な意見を述べ合い、充実した話し合いができました。患者目線で対応し、患者が悩んでいること、考えていることを傾聴し、その人にとってよりよい治療法を選んでくれる、「人間力」のある医師は、患者にとって実に頼りになる存在です。

## 人間ドックやがん検診を生かすも殺すも患者しだい

がんの早期発見・早期治療には、人間ドックやがん検診を受けることが大切といわれています。ポイントは、「毎年、同じ医療機関」で「定期的」に受けること。定期的・継続的に受けることで、血圧や血糖値など、検査数値の経年変化をみることができるからです。

第1章で登場いただいた土佐宏さん（43頁参照）のケースを考えてみましょう。土佐さんは、毎年人間ドックを受けています。平成23年にすい臓の腫れが見つかりましたが、その年は放置。翌年のドックでも腫れを指摘されましたが、前年と比べて変化がないので、やはり何もしませんでした。しかし、3年目の検査で腫れが少し大きくなっていたため、精密検査を受けることになったのです。

CT、MRI、腹部エコーを行ったところ、「がんの疑いがある」と言われましたが、その後、紹介されたクリニックでPET‐CTを受けてもがんは確認できません。さらに内視鏡を使って検体検査を試みましたが検体を採取できなかったため、大学病院に入院して、超音波内視鏡下穿刺吸引細胞診（超音波内視鏡で病変を観察しながら生検針を刺し入れ、組織や細胞を採取するもの）を行った結果、1・7cmのすい臓がん（ステージ1）が見つかりました。すい臓がんは胃の裏側にあるため、かなり進行してから発見されることが多いといわれています。ステージ1での発見は、幸運といってよいでしょう。

土佐さんが、すい臓がんを早期発見できた要因を考えてみましょう。

まず、年1回、定期的に人間ドックを受けていたこと。そのおかげで、すい臓の経年変化をみることができ、精密検査につながったと考えられます。

次に、3年目に精密検査を指示されたとき、確定診断が出るまでとことん検査を受けたこと。人間ドックや検診で精密検査を指示されても忙しいなどの理由で受けない人がいますが、精密検査を受けなければ、そもそも人間ドックや定期検診を受ける意味がありません。土佐さんは忙しさも怖さも不安もあったと思いますが、医師と協力して検査を受けつづけました。その努力がすい臓がんの早期発見につながっているのです。真剣な努力を続けるこの姿勢が、土佐さんをがんサバイバーにしているといえるでしょう。

## 抗がん剤について正しく理解しよう

平成27年12月12日、花巻トロンで、がん患者のための勉強会「トロンで未来をつくる会」（第8回）が開かれました。この日はがん研究機関で抗がん剤の開発に携わっていた研究者をお招きし、抗がん剤開発の現状についてお話を伺ったのですが、その内容は衝撃的なものでした。その講演内容と私が勉強してきたことをもとに、抗がん剤について考えてみたいと思います。

私たちの体は約60兆個の細胞でつくられています。それらの細胞はつねにさまざまな傷を受けていますが、細胞（正常細胞）にはその傷を速やかに修復しようとする働きがあります。ところが、細胞になんらかの原因で遺伝子の異常が起こり、際限なく増殖をくり返すようになってしまうことがあります。こうしてできた異常な細胞のかたまりのうち、生命を脅かすものを「がん」といいます。

がんは、いわば〝ブレーキが壊れた車〟であり、多細胞生物には避けられない宿命のような細胞といえるかもしれません。人はもとより犬や猫、驚くべきことにハエなどの昆虫にもがんは存在します。大人に限らず生まれたばかりの赤ちゃんにも、誰にでもがん細胞は日常的に生まれているのです。

それなのに、なぜがんにならない人がいるのでしょうか。それは免疫システムの働きによるものです。たとえ正常な細胞の一部ががん化しても、免疫システムが十分に働いていれば、がん細胞を死滅させ、本格的ながんに成長するのを防いでくれます。問題は、免疫システムががんに負けてしまうことにあるのです。

## 抗がん剤開発の手順

免疫システムがうまく働かず、がん細胞がどんどん増殖していった場合、そのがん細胞を死滅させる目的で投与されるのが、抗がん剤です。では、抗がん剤の開発はどのように行われているのでしょうか。その一般的な手順を紹介しましょう。

①まず、化学実験で抗がん作用が期待できる物質を何十万、何百万と作り出します。たとえば、乳がんに効果があるとされるタキソールは、植物の樹皮から得られる物質を化学的に合成したものですが、このように動植物やカビなどから抽出される自然由来の物質を人間の手で化学的に合成するわけです。こうした方法で膨大な抗がん剤の候補を作り出します。

②次に、細胞実験を行います。培養したがん細胞を使って、①で作った抗がん剤（候補）が実際に〝効く〟のかどうかを調べるわけです。がん細胞に抗がん剤を加え、がん細胞を死滅させることができるかをみて数種類に絞り込みます。

③細胞実験の次は動物実験です。がんになったマウスを人工的に作り出し、②で数種類に絞り込んだ抗がん剤を投与します。投与された抗がん剤によって、人工がんが小さくなるかどうかで抗がん作用の有無を判断し、もっとも抗がん作用を示す物質をひとつ決定します。

④最後は臨床試験。③でひとつに絞った抗がん剤を実際に患者に投与し、効果や副作用などを調べます。

## 培養がんと実際のがんは違う

以上のような抗がん剤の開発過程にはさまざまな問題点があります。その問題点を大まかに整理してみましょう。

まず、②の細胞実験についていえば、実際のがん細胞と培養したがん細胞ではいくつかの点で違いがあります。たとえば、実験室で培養されたがん細胞は本来あるべき環境から切り離されてそこにあるわけですが、実際のがん細胞は人間の体の一部として存在していますから、ホルモン、ストレス、栄養の状態などにより多様な影響を受けることになります。当然そこには違いが出てくるわけで、実験室で効果が認められたから人間にも効く、と単純に考えることはできません。

もうひとつは、培養細胞はがん細胞だけが単体で集まっているということです。一方、実際のがんには、がん細胞だけでなく、間質細胞（細胞と細胞との間を満たす物質。間質に含まれる線維芽細胞には、がんの増殖を促進する働きがあるといわれている）や正常細胞、神経なども一緒になっていて、さまざまな組織・成分の寄せ集めです。加えて、実験では培養がんに直接抗がん剤が与えられますが、実際の抗がん剤は飲み薬や注射のかたちで体内に取り込まれます。がん細胞への薬の届き方がまったく違うのですから、効き目に違いがあっても不思議ではありません。

③の動物実験にも問題があります。ひと言でいうと、マウスは副作用に非常に強いのです。抗がん剤には免疫システムを破壊したり、正常細胞や正常組織を死滅させるといった副作用がありますが、マウスは人間なら耐えられないくらいの量の薬（抗がん剤候補）を与えてもなかなか死にません。

## 安全性の確認なしで患者に投与される

④の臨床試験にも大きな問題点があります。通常、臨床試験は次のような3つの段階を踏んで行われます。

第1相試験（フェーズ1）：健康な成人ボランティアを対象に安全性の確認を行う。
↓
第2相試験（フェーズ2）：安全性が確認された投与量を少数の患者に投与する。
↓
第3相試験（フェーズ3）：多数の患者に投与し、最終的な効果を確認する。

ところが、抗がん剤の臨床試験では第1相試験をスキップして、第2相からスタートするのです。抗がん剤は体へのダメージが非常に大きいため、それを健康な人に投与すると害を与え、場合によっては死なせてしまうことが起こり得るからです。第1相試験を省略するということは、すなわち安全性を確認していない薬を患者に投与することを意味します。抗がん剤の開発には、このような問題点があることを知っておいてほしいと思います。

## 抗がん剤の〝効果〟とは何かを知っておこう

では、こうして開発された抗がん剤にどれくらいの効果があるのかを、実際の実験結果から確認してみましょう。

図10を見てください。これは、抗がん剤の開発過程で人工的に作り出したがんマウスにさまざまな量のタキソールを投与し、抗がん効果を腫瘍の大きさで、副作用を体重の増減で調査したものです。グラフの上半分が人工腫瘍の大きさ、下半分が体重の変化を示しています。

まず、上の人工腫瘍の大きさをみてみましょう。◇印の折れ線グラフは「タキソー

**図10　抗がん剤の開発例：タキソール**

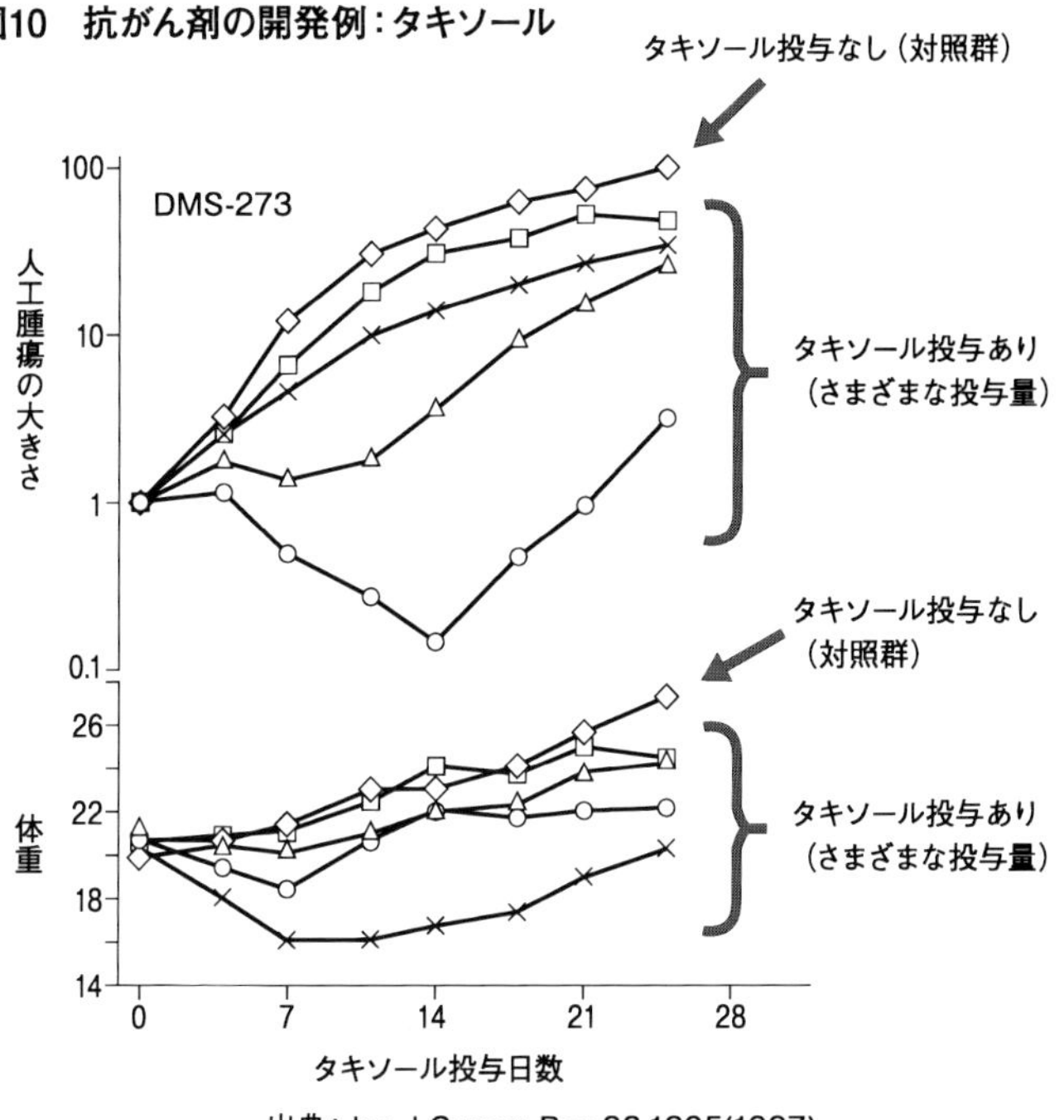


出典：Jpn J Cancer Res 88,1205(1997)

**実験方法**

人工的に作り出したがんマウスにさまざまな量のタキソールを投与し、抗がん効果を腫瘍の大きさで、副作用を体重の増減で調査。

**結　果**

①タキソールの投与量がいちばん多い場合（○印のグラフ）に抗がん効果がみられた。
→しかし、14日目以降にがんが再増殖している。
②タキソールの投与量が多いマウスは体重増加がみられない（副作用が強い）。

ル投与なし」、つまり抗がん剤を与えていないマウスの腫瘍の大きさを示したもので、右肩上がりに大きくなっています。その下の□印、×印、△印、○印のグラフは、それぞれタキソールの投与量を変えたものです。

いちばん下の○印のグラフをみると、投与14日までは腫瘍がどんどん小さくなっていますが、その後は一転して大きくなっています。このことから少なくとも動物実験において、タキソールには一時的に腫瘍を小さくする効果があることがわかります。とはいえ、すぐに効かなくなって腫瘍はまた増大してしまうのですが、このような実験の結果としてタキソールは患者のもとへ届けられているのです。

次に、体重の変化をみてみましょう。タキソールを投与していない群（◇印）の体重は順調に増えていますが、投与した群は体重が横ばい状態か、×印では体重が減少しており、副作用が出ていることがわかります。

次に、すい臓がんに効果があるといわれるゲムシタビンの動物実験の結果をみてみましょう（図11）。実験方法はタキソールと同じく、人工的に作り出したがんマウスにゲムシタビンを投与し、抗がん効果を腫瘍の大きさで調べています。

いちばん上の折れ線グラフが「ゲムシタビン投与なし」ですが、日数が経つに従っ

**図11　抗がん剤の開発例：ゲムシタビン**

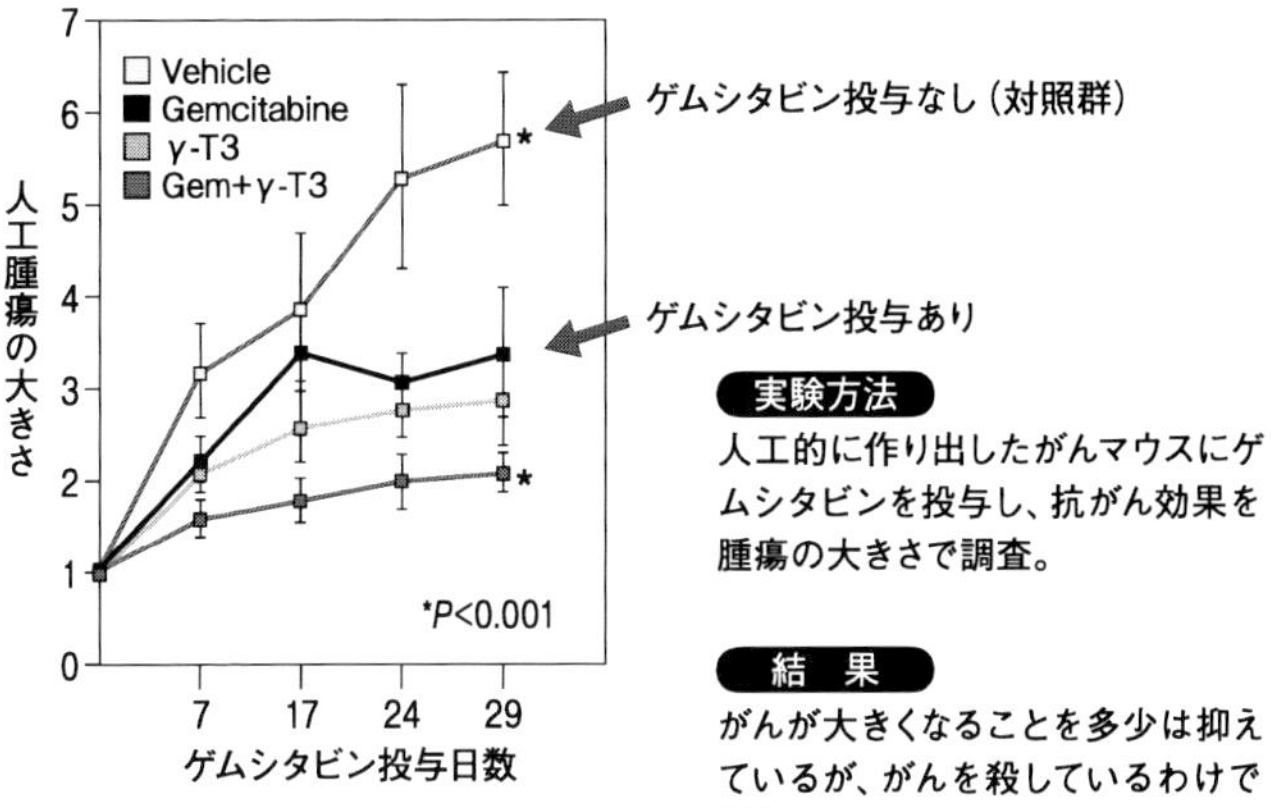

実験方法
人工的に作り出したがんマウスにゲムシタビンを投与し、抗がん効果を腫瘍の大きさで調査。
結　果
がんが大きくなることを多少は抑えているが、がんを殺しているわけではない。

出典：Cancer Res 70,8695(2010)

てがんが大きくなっています。一方、「ゲムシタビン投与あり」の下の3本のグラフは確かに投与なしに比べると大きくなるスピードはゆるやかですが、がんを完全に死滅させているわけではなく、進行をやや抑えているにすぎません。残念ながら体重の変化を示すグラフはありませんが、重大な副作用もあらわれます。

このような抗がん剤の効果の実情は、タキソールやゲムシタビンに限った話ではありません。これに類する実験データが出ても抗がん剤として認められ、患者に投与されているのが現実です。一時的な効果やある程度の効果は認められるものの、根治は期待できず、副作用に苦しめられるのであれば、抗がん剤というものは、結局わずかな延命効果しかない、というのが実感です。

## 抗がん剤は免疫システムを破壊する

効果の大小に差はあるものの、抗がん剤は一応がんを殺したり、増殖を抑える力をもっています。したがって、外科手術後の再発・転移予防として抗がん剤を使うことは理にかなっているように思えます。しかし、それでも抗がん剤は効かない、完治は望めないと考えられているのはなぜでしょう。それは、抗がん剤が免疫システムを破壊し、その人の生命力を奪ってしまうからです。

手術で完全にがんを取り除いたつもりでも、思わぬ取り残しがあることがしばしばあります。がん細胞がひとつでも残っていれば、それが増殖していく危険性は否定できません。それでも免疫システムが正常に働いていれば増殖は抑えられますが、抗がん剤によってダメージを受けた免疫システムは十分な働きをしてくれず、再発が起こってしまいます。抗がん剤の最大の問題点は、生来、人に備わっている免疫システムを破壊してしまうことにあるのです。

## がんサバイバーとなるための生活習慣
## 生き抜くための「真剣な努力の継続」を

がんの「終末期」と「末期」は、似たような意味で使われることも多いのですが、実は違います。「終末期」にはものが食べられなくなったり、眠ってばかりいるなど死が間近に迫った状態となりますが、末期には3カ月とか半年とか、ある程度、元気な期間があります。がんサバイバーになるためには、この末期の元気な期間をどう使うかがきわめて重要になってくるのです。

第1章に登場したがんサバイバーの方々は、余命を宣告されるなど厳しい状況にありながら、見事に「末期」を乗り越えています。がんの末期を乗り越えられるかどうかの分かれ道は、「自分はがんに負けない」「生き抜くぞ」という強い覚悟にあると、私は思っています。覚悟があると、何よりも努力の仕方が違ってきます。

人間、生きていればさまざまなしがらみやつき合いなどに縛られがちですが、末期がんになったら、それらはすべて脇に置いて、「がんを克服する」あるいは「がんと共存する」ことに専念する覚悟が必要になります。

私は、末期がんになった方々には、「がんにならなければ生きられるであろう寿命まで、生をまっとうする」ことを目標とするようアドバイスしています。目標をもって生きるには、余命3カ月あるいは半年という時間はあまりにも短かすぎます。しかし、10年生きると考えれば、そのうちの1〜2年、がんを克服することに専念しても決して長い時間ではないでしょう。

そうした真剣な努力を続け、宣告された余命期間を超えて末期を通り抜けると、血液検査や画像検査の結果も比較的よい状態に落ち着いてきます。このことは、第1章で紹介した方々が証明してくれています。ただし1〜2年も経つと、さすがに「真剣な努力」を続けることに疲れてきますから、そうなったら多少の遊びや息抜きを適度にはさみながら努力を継続していってほしいと思います。

私は、最初の1〜2年の「真剣な努力期間」に対して、この時期を「地道な努力期間」とよんでいます。末期がんでも、トロン温浴を基本として日頃から食生活や生活習慣の改善に努める「真剣な努力期間」を乗り越えれば奇跡が起こり、その先に「地道な努力期間」が待っているのです。

## がんサバイバーの先輩に学ぶ生活習慣

伊藤政吉さん（24頁参照）は、通院している病院の看護師さんから、「甲状腺未分化がん患者の〝希望の星〟」と言われています。未分化がんという悪性のがんにかかっても、医師が宣告した余命期間を大きく超えて元気で過ごしている〝先輩〟の姿ほど、同病の患者にとって頼もしい存在はありません。

花巻トロンでは、トロン温浴を通じて親しくなった〝がん仲間〟を「トロンメイト」とよんでいます。私自身もがんサバイバーであると同時にトロンメイトのひとりです。自分が体験し、学んできたことを、がんにかかって苦しんでいる方々にお話しできることは、私のライフワークでもあります。花巻トロンで毎月開催している「トロンで未来をつくる会」では、がんサバイバーである伊藤政吉さんや土佐宏さん（43頁参照）などに体験談を語っていただいたり、私も自分の体験を話します。がんにかかっても、トロン温浴をベースに食生活や生活習慣を見直し、元気に生きているがんサバイバーの話ほど、がん患者を勇気づけるものはありません。私は、「トロンで未来をつくる会」をトロンメイト同士が話し合える場にしたいと考えています。

## すい臓がんになった土佐宏さんとの会話

120頁の表2は、すい臓がんを患った土佐宏さんが平成27年12月11日に行った血液検査の結果です。その3日後の12月14日、土佐さんは奥様と一緒にデータを持って私のところにやってきました。がんサバイバーである土佐さんが、同じくサバイバーである私にアドバイスを求めてきたのです。そのときのやりとりを再現してみましょう。

**山本**　腫瘍マーカーのひとつであるCEAが7・3。基準値を若干上回っていますが、ここまで来れば問題ないですね。CA19-9とアミラーゼ、すい臓がんではこのマーカーを重視します。CA19-9はまだ少し高いですが、アミラーゼは安定しています。すい臓の機能がしっかりしているということです。残る問題はアルブミンですね。いちばん下がったときは2・3でしたが、2・9まで上がってきています。

**土佐**　山本さんに勧められた木の実や寝かせ玄米をとるなど、食生活に気をつけています。それが効いてきたんですね。

**山本**　アルブミンは3・5を超えたいですね。もう少し頑張りましょう。すい臓がんは改善が難しい病気ですが、土佐さんはこんなに改善してきているわけですから素晴らしいことです。2~3年はかかると思いますが、元の健康な状態に戻れるのではないでしょうか。僕の場合は、手術を受けてからいまの状態に戻るまで4年かかりました。お医者さんもいまの土佐さんの状態にびっくりしていませんか。

**土佐**　そうなんです。先生も驚いています。今日も診察があって、腎臓が以前から少し弱っていたんですが、それも問題ないと言われました。

**山本**　あとはアルブミンですね。3・5を当面の目標に、食事に気をつけましょう。

**土佐**　前回アドバイスいただいた黒豆も食べています。

**山本**　僕の朝食はとてもシンプルです。黒豆、松の実、ミックスナッツ、ソフトマンゴー（やわらく仕上げた乾燥マンゴー）、乾燥イチジク、クコの実。すべて添加物を含まないものです。それと、ラフィノース100（ビートから抽出した天然オリゴ糖）を加えたR-1ヨーグルトを食べています。昼食は食べません。夕食は栄養のバランスに気をつけながら好きなものを食べています。いま僕はアルブミンが4・5まで上がっていますので、夕食は楽しむ時間にしています。

土佐さんは、総コレステロールは基準値をクリアしていますが、中性脂肪は45と少

表2　土佐宏さんの血液検査結果

| | 検査項目 | 結果 | 正常下限 | 正常上限 | 単位 |
|---|---|---|---|---|---|
| 生化学1 | 総ビリルビン | 0.4 | 0.2 | 1.0 | mg/dl |
| | 直接ビリルビン | 0.1 | 0.0 | 0.2 | mg/dl |
| | アルカリフォスファターゼ | 243 | 115 | 359 | U/l |
| | γ－GTP | 38 | 10 | 47 | U/l |
| | AST（GOT） | 41 | 8 | 38 | U/l |
| | ALT（GPT） | 48 | 4 | 43 | U/l |
| | 乳酸脱水素酵素（LDH） | 182 | 119 | 229 | U/l |
| | コリンエステラーゼ（ChE） | 142 | 217 | 491 | U/l |
| | アミラーゼ | 50 | 37 | 125 | U/l |
| | 尿素窒素（BUN） | 11 | 8 | 20 | mg/dl |
| | クレアチニン | 1.20 | 0.44 | 1.15 | mg/dl |
| | UN/CRE | 9.2 | | | |
| | 尿酸 | 5.8 | 4.0 | 7.0 | mg/dl |
| | 総蛋白 | 6.1 | 6.7 | 8.1 | g/dl |
| | アルブミン | 2.9 | 3.8 | 5.3 | g/dl |
| | アルブミン・グロブリン比測定 | 0.91 | 1.30 | 2.50 | |
| | Na（ナトリウム） | 138 | 136 | 145 | mEq/l |
| | Na/CL | 1.28 | | | |
| | K（カリウム） | 4.3 | 3.5 | 5.1 | mEq/l |
| | Cl（クロール） | 108 | 98 | 107 | mEq/l |
| | Ca（カルシウム） | 7.9 | 8.6 | 10.1 | mg/dl |
| | ホセイCa | 9.0 | 8.60 | 10.5 | |
| | Mg（マグネシウム） | 2.0 | 1.8 | 2.4 | mg/dl |
| | 中性脂肪 | 45 | 30 | 150 | mg/dl |
| | 総コレステロール | 182 | 130 | 220 | mg/dl |
| | グルコース（血糖） | 101 | 68 | 109 | mg/dl |
| | 推算糸球体濾過量（eGFR） | 47 | 60 | 999999 | |
| | シアル化糖鎖抗原KL－6 | 141 | 0.00 | 500.00 | U/ml |
| | グリコアルブミン | 21.4 | 11.0 | 16.0 | % |

| | 検査項目 | 結果 | 正常下限 | 正常上限 | 単位 |
|---|---|---|---|---|---|
| 生化学2 | 癌胎児性抗原（CEA）精密測定 | 7.3 | 0.0 | 5.0 | ng/ml |
| | CA19-9精密測定 | 47.2 | 0.00 | 37.00 | U/ml |
| | レチノール結合蛋白（RBP） | 1.6 | 2.7 | 6.0 | mg/dl |
| | プレアルブミン | 13.0 | 22.00 | 40.00 | mg/dl |
| 血液検査 | 白血球数（WBC） | 5.7 | 4.00 | 9.00 | 10^3/μl |
| | 赤血球数（RBC） | 2.63 | 4.27 | 5.70 | 10^6/μl |
| | 血色素測定（Hb） | 9.5 | 14.00 | 18.00 | g/dl |
| | ヘマトクリット値（HCT） | 28.7 | 40.00 | 52.00 | % |
| | MCV | 109.1 | 80.00 | 100.00 | fl |
| | MCH | 36.1 | 28.00 | 32.00 | pg |
| | MCHC | 33.1 | 31.00 | 35.00 | % |
| | RDW | 12.3 | 12.00 | 14.50 | % |
| | 血小板数（PLT） | 145 | 150.00 | 350.00 | 10^3/μl |
| | MPV | 8.9 | 9.6 | 12.90 | fl |
| | PDW | 8.7 | 10.50 | 17.40 | % |
| | 化学療法用好中球% | 54.4 | | | % |
| | Neut%（機械） | 54.4 | 28.0 | 68.0 | % |
| | Eosino%（機械） | 12.3 | 0.0 | 10.0 | % |
| | Baso%（機械） | 0.4 | 0.0 | 2.0 | % |
| | Lymp%（機械） | 25.0 | 17.0 | 57.0 | % |
| | Mono%（機械） | 7.9 | 0.0 | 10.0 | % |
| | Neut＃（機械） | 3.09 | 1.12 | 6.12 | 10^3/μl |
| | Eosino＃（機械） | 0.70 | 0.00 | 0.90 | 10^3/μl |
| | Baso＃（機械） | 0.02 | 0.00 | 0.18 | 10^3/μl |
| | Lymp＃（機械） | 1.42 | 0.68 | 5.13 | 10^3/μl |
| | Mono＃（機械） | 0.45 | 0.00 | 0.90 | 10^3/μl |
| 免疫血清 | C反応性蛋白（CRP）定量 | 0.1 | 0.0 | 0.3 | mg/dl |

し低めで、やはり低栄養状態です。良質なお肉なども食べてほしいです。

**土佐**　牛肉などは避けたほうがいいのではないですか。

**山本**　成長ホルモン入りの飼料で育った牛の肉は避けたほうがいいですが、海のそばでミネラルたっぷりの牧草を食べて育った牛もいます。ネットなどで探せると思いますので、そんなお肉を食べてほしいですね。

**土佐**　青魚、小魚、豆類でたんぱく質をとっていますが、最近はお肉を食べたいと思うこともあります。

**山本**　お肉を食べたいという気持ちが起こってきているのは、体力がついてきているからです。刺身はどうですか?

**土佐**　刺身も食べたくなることがあります。

**山本**　体調がよくなってきているんですよ。体力がないと生ものは受けつけませんから。初めてお会いしたころに比べると血液検査の結果もバランスがよくなってきています。さらに体力をつけるために食材に気をつかって、しっかり食べてください。

**土佐**　黒ニンニクは自分で作って食べています。

**山本**　いいですね。黒ニンニクは体力をつけてくれます。あと、野菜ジュースにニンニクを入れるのもいいですよ。ニンニクの臭い成分はがんを抑制してくれます。すっぽんエキスもいいですよ。

**土佐**　雑炊にして食べました。

**山本**　土佐さんは現在68歳、あと最低でも10年生き抜きましょう。いまは体力をつけるため頑張る時期です。トロン温浴は1日8～10回入ってほしいのですが、そのためには体力が必要です。10年生きるために、これからの1～2年は真剣な努力を続けましょう。すい臓がんと共存していくために当面は栄養改善で体力をつけ、トロン温浴を継続していきましょう。

この日の土佐さんとの面談は、このようなかたちで終了しました。

## 食事改善は体の状態に合わせて

悪性中皮腫の佐藤一男さん（48頁参照）とも、同じ日にお会いすることができました。佐藤さんはつい最近、胸水を3ℓも抜いたそうです。胸水を抜くと体の栄養成分も一緒に出てしまうため体力が低下し、退院する前は3・9あったアルブミン値が2・6まで下がってしまいました。佐藤さんは痛みを緩和するために放射線治療を行う予定でしたが、それは延期するよう伝えました。肺炎などの二次感染を起こす可能性があるからです。私は「とにかく栄養をつけましょう」と、望ましい食材などをあげて具体的にアドバイスを行いました。

がん患者に推奨されている食事療法に「ゲルソン療法」というものがあります。塩分や油脂類の摂取を禁じ、肉など動物性たんぱく質を厳しく制限し、大量の野菜や果物、とくに野菜ジュースを1日2ℓもとろうという療法です。これは、佐藤一男さんや土佐宏さんには絶対に勧められません。アルブミン値が下がっている場合は、良質なたんぱく質をとり、体力をつけることを優先すべきであり、食事の改善はその人の体の状態やがんの種類に合わせて行うことが何よりも大切なのです。

## がんにかかっている人の食事の考え方

花巻トロンの運営会社、株式会社スパ・トロンには2人の管理栄養士がいます。この2人に「がんにかかっている人の食事のあり方」をまとめてもらいました。がん患者に対する食事療法の目的は、栄養状態の改善と免疫力の向上を図り、自己治癒力を高めることにあります。ここでは、その食事療法のポイントを解説します。

①安心・安全な食品を選択する

・**遺伝子組み換え食品を体に取り込まない**　小麦粉、食用油、豆腐などの大豆製品は、遺伝子組み換え由来の原料の表示を確認し、国産でかつ遺伝子組み換えでないものを選ぶ。肉類、養殖魚、乳製品、鶏卵は、遺伝子組み換えの飼料を使っていないもの、抗生物質やホルモン剤を使用していないものを選ぶ。

・**有害な食品添加物が入った食品を選ばない**　有害な食品添加物としては、合成着色料、カラメル色素、合成甘味料、発色剤、防カビ剤、漂白剤、酸化防止剤、乳化剤、合成保存料などがある（次頁**表３**参照）。表示を確認し（食品添加物には原則として表示義務がある）、可能なかぎり有害な食品添加物を含まない食品を選ぶ。

・**食品中の残留農薬を体に取り込まない**　多くの農薬は人工的に合成されたもので、有害なものが多く、体に蓄積される。残留農薬への規制は強化されたものの、輸入品では全体の10％しか検査が行われず、国内産では市場での抜き取り検査が行われているにすぎない。通販や宅配などを活用して、無農薬・有機農法・無添加の安心な食材を手に入れたい。

表3　食品添加物のリスク

| 用途［物質名］ | リスク | 主な使用食品 |
|---|---|---|
| ・合成着色料<br>［タール色素：赤色・緑色・黄色・青色○○号※1、二酸化チタン］ | 発がん性、遺伝子損傷、じんましん、赤血球減少、アレルギー | ウインナーソーセージ、かまぼこ、たらこ、いくら、紅ショウガ、福神漬け |
| ・カラメル色素<br>［カラメルⅠ～Ⅳ］ | 発がん性の疑い、遺伝子の突然変異によるがん化 | インスタントラーメン、コーラ、コンビニ弁当 |
| ・合成甘味料<br>［アスパルテーム、スクラロース、アセスルファムK］ | 脳腫瘍、白血病、免疫力の低下<br>(自然界に存在しないもの) | サプリメント飲料、ダイエット甘味料、コーラ、ガム、あめ、ゼリー |
| ・合成甘味料<br>［サッカリンNa］ | 発がん性 | ダイエット飲料 |
| ・発色剤<br>［亜硝酸ナトリウム］ | 胃でニトロソアミン物質が生成され、発がん性物質がつくられる | いくら、ウインナーソーセージ、サラミソーセージ、コンビニ弁当 |
| ・防カビ剤<br>［オルトフェニルフェノール(OPP)、オルトフェニルフェノールナトリウム(OPP-Na)］ | 発がん性、神経行動毒性、腎臓や膀胱への悪影響 | 輸入物のオレンジ・レモン・グレープフルーツ |
| ・漂白剤<br>［過酸化水素］ | 頭痛、毒性が強い、胃の粘膜への刺激 | 駅弁、かずのこ、甘納豆、コンビニ弁当 |
| ・乳化剤<br>［ポリソルベート60・80］ | 発がん性、乳頭腫の増加、体重の増加を抑制 | ホイップクリーム |
| ・酸化防止剤<br>［ブチルヒドロキシアニソール(BHA)、ジブチルヒドロキシトルエン(BHT)］ | 体重低下、脱毛、変異原生、毒性が強い | マーガリン、ガム、魚介冷凍品 |
| ・合成保存料<br>［安息香酸Na］ | 白血病、発がん性、突然変異 | 炭酸飲料、栄養ドリンク、コーラ |

※1：赤色2号・3号・40号・102号・104号・105号・106号、緑色3号、黄色4号・5号、青色1号・2号などがある。

※食品添加物は原則として表示が義務づけられている。とくに用途名も併せて表示されている場合は毒性の高いものが多い。

## ②料理の味つけに使う塩分は1日3gまで

多くの加工食品には塩分が含まれており、料理の味つけ以外に、これらの食品から1日平均1~2gの塩分を摂取しているといわれている。料理の味つけに使う塩分は「1日3gまで」が目安。塩分ひかえめでも、次のような味つけの工夫でおいしく食べられる。ぜひ、試してみよう。

・酢やレモンの酸味を活用する。
・薬味や香辛料・ハーブで味にアクセントをつける。
・みそ汁の具は多めにする。
・だし汁のうまみをきかせる。
・精製塩(塩化ナトリウムが99%)ではなく、カルシウム、マグネシウム、鉄、カリウムなどミネラルを豊富に含む天然塩を使う。

## ③動物性たんぱく質はひかえめに

・動物性たんぱく質は、肝臓での代謝を過剰にさせ、酵素の活性を高める。肝臓に負担がかかるため遺伝子のミスマッチが起こりやすく、発がんリスクが高まる。消化のために胆汁やすい液の分泌も過剰になることから、大腸粘膜が荒れて発がんリスクが高まる。

・肉類の摂取は1回80ｇ程度にし、週2～3回にとどめる。

・ただし、たんぱく質摂取不足でアルブミン値が下がらないよう注意。アルブミン値が低いと、病原菌やがん細胞に対する抵抗力や免疫力が低下する。

## ④ヨーグルトを毎日食べる

・ヨーグルトは貴重なたんぱく源。アルブミン値が3・0ｇ／dl以下の人は、100～120ｇ入りのカップ1日2個程度を毎日摂取しよう。腸内環境が整えば免疫力も上がる。

・ヨーグルトにはオリゴ糖（またはハチミツ）を加える。腸まで生きて届きにくい乳酸菌は、オリゴ糖を一緒にとることで有効に働く。

・ヨーグルトに人工甘味料や添加物が入っていないことを確認する。

### ⑤新鮮な野菜と果物を積極的にとる

・野菜や果物には活性酸素を除去する働きをもつ抗酸化物質が豊富に含まれており、免疫力を高めてくれる。

・デザイナーフーズ（アメリカ国立がん研究所が1990年に発表したがん予防に有効性があると考えられる食品）をとろう。次頁の図12に示したデザイナーフーズは、上に行くほどがんの予防効果が期待できる。

・ニンニクは抗がん効果ナンバーワン食材。ニンニクの臭い成分や辛味成分に抗がん作用がある。

### ⑥主食は寝かせ玄米や発芽玄米、全粒粉がお勧め

・寝かせ玄米や発芽玄米に含まれる「胚芽」には、ビタミンB群、ビタミンE、抗酸化物質、食物繊維が豊富。

・寝かせ玄米や発芽玄米の「米ぬか」に含まれるフィチン酸は、高い抗がん作用があるといわれ、また、体に有害な化学物質などと結合して体外に排出する働きもある。

・全粒粉は、抗酸化力の強いビタミンEや抗がん作用のあるセレンを含む。

図12　デザイナーフーズ・ピラミッド
（がん予防効果が期待できる野菜・果物）

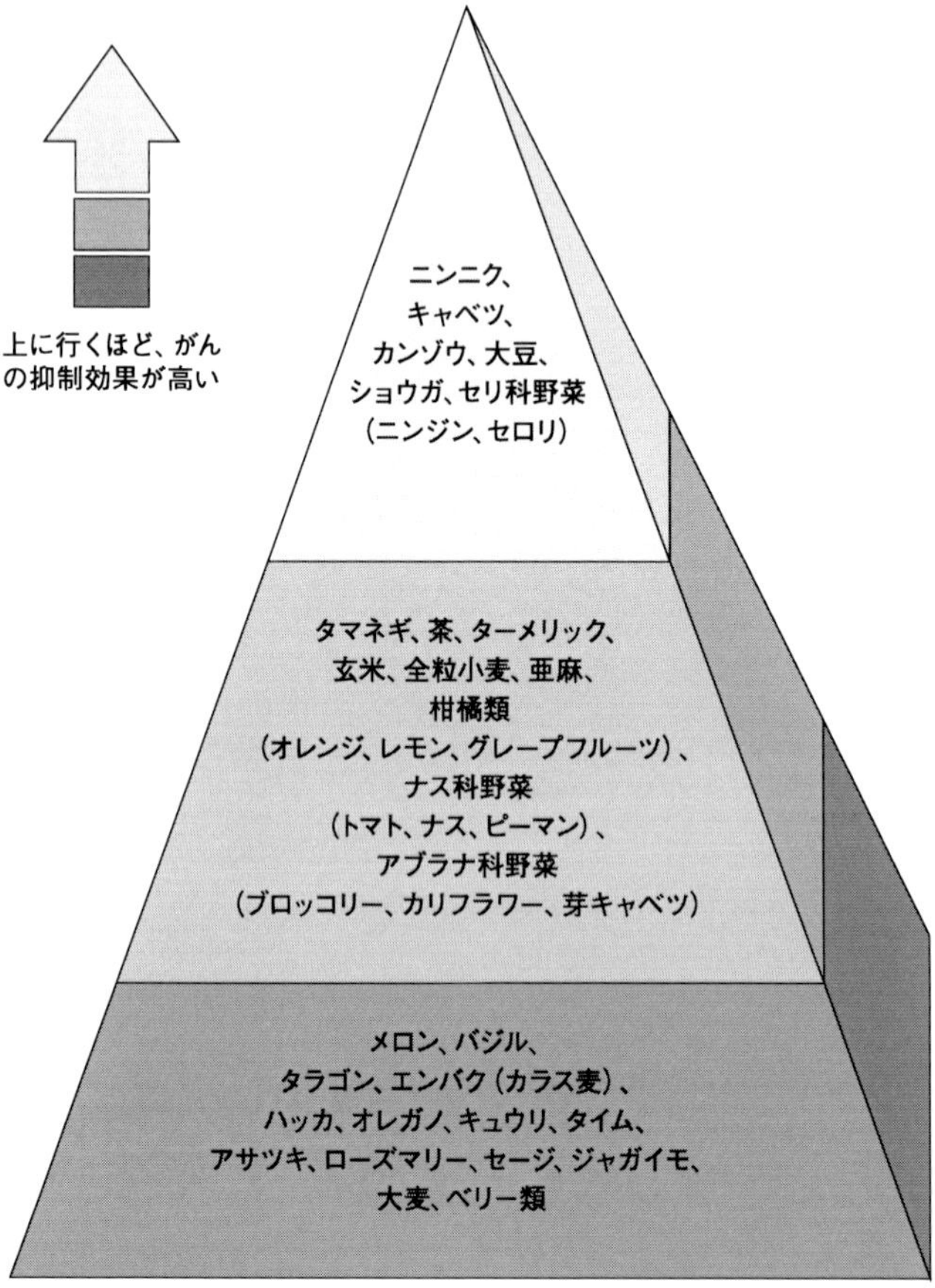


出典：アメリカ国立がん研究所

### ⑦きのこや海草を食べよう

・きのこに含まれる不溶性食物繊維のβ－グルカンは、余分なコレステロールや腸内の有害物質を対外に排出する働きがある。

・海草に含まれる水溶性食物繊維のフコダインは、がんを撃退する「免疫賦活作用」がある。また、水溶性食物繊維は腸内細菌によって分解されて善玉菌のエサとなり、善玉菌が住みやすく、悪玉菌が住みにくい腸内環境を整えるのに役立つ。

### ⑧オリーブオイルやゴマ油を使う

・オリーブオイルにはオレイン酸が豊富。ゴマ油には抗酸化物質のセサミノール、亜麻仁油やエゴマ油にはオメガ3系が含まれている。ドレッシングなどに使えば、毎日手軽にとれる（次頁のワンポイント豆知識参照）。

・マーガリンやショートニングなどは、動脈硬化のリスクを高めるので避ける。

### ⑨飲み水は自然水に変える

水道水には、塩素やフッ素などの消毒液が含まれている。飲み水は、ナチュラルウ

## ワンポイント豆知識

### オレイン酸とは

オリーブ油などに含まれる脂肪酸の一種で酸化しにくい性質をもち、体内の過酸化脂質をつくりにくくする作用がある。高コレステロールの改善、胃酸の分泌調整、腸の働きの促進、動脈硬化や心疾患の予防・改善に役立つ。

### 抗酸化物質とは

体を老化させ、正常細胞のがん化を促進する「活性酸素」から体を守る働き（活性酸素除去作用）のある物質のこと。主に野菜や果物に多く含まれ、ビタミンA・E・D、カロテノイド、ポリフェノールなどがある。

### セサミノール

主にゴマ油に多く含まれ、細胞の老化やがん化を促す「過酸化脂質」の生成を抑える働きをもつ。また、動脈硬化の原因となるＬＤＬコレステロールの酸化・増殖を防いだり、脳血管障害の予防、肝機能を高めて二日酔いを防ぐ働きもある。

### オメガ３系とは

体内でつくれない脂肪酸の一種で、魚系油のＤＨＡやＥＰＡ、エゴマや亜麻仁《あまに》に多く含まれる植物系油のαーリノレン酸がある。コレステロール値の改善、アレルギー炎症や免疫機能の低下、心疾患の予防に役立つ。

オーター、ナチュラルミネラルウオーターなどに変えよう。

### ⑩アルコールやタバコはやめる

アルコールやタバコは、「がん患者の敵」と考える。タバコは、ほぼすべてのがんの原因になる。アルコールは、肝臓の代謝や解毒作用を阻害し、食道や胃壁を荒らし、発がん物質の吸収を高める。

### ⑪臓器別がんの抑制に有効な食材

表４に臓器別にがんのリスク要因となる食材や生活習慣、表５に臓器別にがんの抑制に有効な食材

表4　臓器別がんのリスク要因

| | 肥満 | 糖尿病 | 感染症 | 塩・塩蔵品 熱い飲食物 | アルコール | 肉・加工品 | タバコ | 動物性脂肪 | 乳製品 |
|---|---|---|---|---|---|---|---|---|---|
| 腎臓 | ×× | | | | × | × | × | | ×× |
| 口腔・咽頭 | | | | ××× | ×× | | ×× | | |
| 肝臓 | × | × | ××× | | ×× | | × | | |
| 食道 | | | | ×× | ××× | | ×× | | |
| 肺 | | | × | | × | | ×× | ×× | |
| 胃 | | | ××× | ×× | | | | | |
| すい臓 | | | | | | × | ×× | | |
| 大腸・結腸・直腸 | × | | | | ×× | ×× | × | ×× | |
| 乳房 | ×× | | | | ×× | × | × | ×× | |
| 子宮頸部 | | | | | | | ×× | ×× | |
| 卵巣 | | | | | | | | | |
| 前立腺 | | | | | | × | | ××× | ×× |
| 甲状腺 | | | | | | | | | |
| 膀胱 | | | | | | × | × | | |
| 胆のう | | | | | | | ×× | | |

塩漬け魚は避ける↑

B・C型肝炎↑

↑ピロリ菌

動物性脂肪は、アルコールと併用すると「がんになりたいと思われる」くらい、がんに作用するといわれている

×××…確実にリスクを上昇
××おそらく確実にリスクを上昇
×リスクを上昇させる可能性あり

栄養とがんについてのまとめ（世界がん研究基金（1997より抜粋）／国立がん研究センター「生活習慣によるがん予防法の開発に関する研究」より抜粋、作成

### 表5　臓器別がんの抑制に有効な食材

| | 野菜 | 果物 | 穀類 | 大豆製品 | 緑茶 | 食物繊維 | カルシウム | カロテン類 | ビタミンC | ミネラル | 身体活動 |
|---|---|---|---|---|---|---|---|---|---|---|---|
| 腎臓 | ○ | | | | | | | | | | |
| 口腔・鼻咽頭 | ◎ | ◎ | | | | | | | | | |
| 肝臓 | ○ | | | | | | | | | | |
| 食道 | ★ | ★ | | | | | | ○ | ○ | | |
| 肺 | ★ | ★ | | | ○ | | | ◎ | ◎ | ○ | ○ |
| 胃 | ★ | ★ | ○ | | ○ | | | ○ | ○ | | |
| すい臓 | ◎ | ◎ | | | | ○ | | | ○ | | |
| 大腸・結腸・直腸 | ★ | | | | | ○ | ◎ | ○ | | | ★ |
| 乳房 | ◎ | ◎ | | ★ | | ○ | | ○ | | | ○ |
| 子宮頸部 | ○ | ○ | | | | | | ○ | ○ | | |
| 卵巣 | ○ | ○ | | | | | | | | | |
| 前立腺 | ○ | | | ★ | | | | | | | |
| 甲状腺 | ○ | ○ | | | | | | | | | |
| 膀胱 | ◎ | ◎ | | | | | | | | | |

セレンがリスクを低下する←（肺・ミネラル）

↑全粒穀類のみ（胃・穀類）

結腸がんに効果があり↓（大腸・結腸・直腸・身体活動）

★…確実にリスクを低下
◎…おそらく確実にリスクを低下
○…リスクを低下させる可能性あり

参考資料・栄養とがんについてのまとめ（世界がん研究基金（2007より抜粋）／国立がん研究センター「生活習慣によるがん予防法の開発に関する研究」より抜粋、作成をまとめてみた。参考にしてほしい。

## 低体温を改善する

人の深部体温は、約37℃に保たれています。「低体温」とは、この深部体温がなんらかの原因で35℃以下に低下した状態をいいます。ただし、一般的には平熱が36℃未満の状態を「低体温」とよぶことが多いようです。

体温が下がると、血流や代謝が悪くなります。代謝が低下すると、かぜをひきやすくなったり疲れやすくなり、皮膚のトラブルや肩こり、便秘などに悩まされる場合もあります。傷ついた細胞の修復力も低下するため、がんのリスクが高まる可能性も出てきます。低体温の改善は、がんにかからない生活環境を整えるうえでも重要な要素のひとつとなります。

低体温の改善には、まず、食事が重要な役割を果たします。次頁の表6にあるような食材を積極的にとり、また、体を冷やす食べ物には火を通したり、体を温める食べ物と一緒にとるなどの工夫をするとよいでしょう。食事のほか、ウオーキングなどの適度な運動を行うこと、寝る前にお風呂にゆっくり入ることも、低体温の改善に役立

表6　体を温める食べ物

| 食品群 | 食品名 |
| --- | --- |
| 乳製品 | チーズ |
| 穀類 | 玄米、もち米、黒米 |
| 嗜好飲料 | 紅茶、梅醤番茶（うめしょうばんちゃ）、生姜湯、ニンジンリンゴジュース、ウーロン茶、プーアル茶、ほうじ茶（発酵しているお茶） |
| 調味料・香辛料 | 黒砂糖、ハチミツ、トウガラシ、塩、味噌、しょう油、黒ゴマ、コショウ、サンショウ、クローブ、七味、シナモン、ワサビ、陳皮（ちんぴ）、酒、カラシ |
| 野菜・きのこ類 | ダイコン、タマネギ、ゴボウ、ニンジン、レンコン、長ネギ、ラッキョウ、カブ、ホウレンソウ、コマツナ、ニラ、キャベツ、ウド、ヨモギ、カボチャ、香味野菜（ショウガ、ニンニク、赤シソ、パセリ、ミツバ、ミョウガなど）<br>シイタケ、干しシイタケ、黒キクラゲ |
| イモ類 | ヤマイモ、コンニャク |
| 豆類 | 黒豆、アズキ、納豆、ソラマメ |
| 果物 | リンゴ、サクランボ、ブドウ、プルーン、ミカン、モモ、アンズ、オレンジ、干しナツメ、カリン、キンカン、ユズ、ドライフルーツ |
| 肉・魚介類 | サケ、イワシ、アジ、サバ、サンマ、マグロ、ブリ、カツオ<br>エビ、イカ、タコ、干しエビ、チリメンジャコ<br>卵<br>鶏肉、羊肉、レバー |
| そのほか | 梅干し・タクアンなどの漬物、のり、コンブ、ワカメ、ヒジキ、クルミ、クリ、松の実、アーモンド、カシューナッツ |

※体を冷やす食材も、加熱することにより体を冷やす作用が弱まる。

ちます。もちろんトロン温浴も低体温の改善にもお勧めです。

## 良質な睡眠をとる

人の体は疲れを感じると、睡眠を促す物質が脳に働きかけて眠気を起こします。睡眠は疲労やストレスを解消し、体の働きをつねに一定の状態に保つために重要な役割を果たしています。これは生物に生来備わっている体のメカニズムで、「ホメオスタシス（恒常性）」とよばれています。

また、人は昔から日の出とともに目覚め、日が沈むと眠る生活をしてきました。これは太陽とともに一日のリズムを刻む「体内時計」のバランスが、覚醒と睡眠を司っているからです。

このように、人の眠りはホメオスタシスと体内時計でコントロールされています。ホメオスタシスや体内時計になんらかの理由で狂いが生じると体の調子を崩したり、ときには病気になったり、がんを患うことになったりします。良質な睡眠をとることは、がんにかからない生活の重要な要素のひとつといえるでしょう。

次の4つを心がけ、毎日、良質な睡眠をとるようにしたいものです。

①朝食をきちんととる。就寝3時間前には夕食を済ます。
②適度な運動を行う。
③眠るときは部屋を暗めにし、朝は窓を開けて明るい日の光を浴びる。
④寝る前にぬるめのお風呂にゆっくり入る。

# 第4章

# 花巻トロンで元気になった

## 糖尿病、腰痛、リウマチ症状などが改善

「花巻トロン」でネット検索すると、ホームページを見ることができます。そこでは、「お客様の体験談」を紹介しています。すべて実名、原則顔写真付き（平成28年にホームページを改変し、実名・顔写真を中止しました）ですが、花巻トロンのスタッフが、平成25年から27年にかけて花巻トロンに通ってきているお客様を取材し、原稿にまとめたものです。ここには、50名近い方々が登場し、病気の状態と経緯、花巻トロンに通いはじめたきっかけ、トロン温浴でどのような変化があったか、などについてインタビューしたものが掲載されています。がん患者をはじめ糖尿病、高血圧などの生活習慣病、腰痛、リウマチなど持病のある方々がトロン温浴をすることによって、症状が改善していく様子が当事者の体験談として再現されています。第1章では、がんにかかってもトロン温浴をベースにがんと共存している方々について詳しくご紹介しました。ここでは、がんを除くさまざまな症状の改善例を紹介しましょう。

## 血糖値が下がった

志賀さん（69歳）は、15年ほど前の定期健診で血糖値の高いことが判明しました。空腹時血糖値が２３０mg／dl、ヘモグロビンA1cは８％でしたから、日本糖尿病学会が定めている正常値１００mg／dl未満（正常高値は１１０mg／dl未満）、６・２％未満と比べてもかなり高いことがわかります。１カ月間、入院して治療したところ、体重が減り、数値にも改善がみられました。

のどもと過ぎれば…ではありませんが、やがて甘いもの好きのために間食も多くなり、必然的に体重も増え、血糖値もヘモグロビンA1cも上がってしまいました。薬を飲みながら定期的に検査を行ってきましたが、数値はなかなか下がることはありませんでした。そんなとき花巻トロンに関する情報を入手し、通ってみることにしました。

平成23年ごろから週に1～2回、1日4回ほどトロン温浴を行ったところ、血糖値は１２０mg／dlと約半分になり、ヘモグロビンA1cも５・４％と大幅にダウンしました。加えて、そのころに発症した腰痛も改善し、二重の喜びを味わったようです。

菊池さん（85歳）も65歳ごろに仕事の疲れがなかなかとれず、体がだるく感じる日が続いていた矢先の健診で、糖尿病であることが明らかになりました。早速、２カ月間入院して治療し、退院後も食事に気をつけながらインスリンを1日3回注射する生活を続けていました。友人から「トロン温泉が糖尿病によく効く」と勧められたのはそんなときでした。65歳過ぎごろから、１週間の療養のために花巻トロンに宿泊し、

1回10分、1日3～4回のトロン温浴を続けたところ、インスリン注射の必要性はなくなり、薬の処方だけになりました。血糖値も103mg／dlと正常値内におさまり、トロン温浴を続けることで糖尿病の悪化を防ぐことができたわけです。

神山さん（60歳）は、38歳のときに子宮筋腫が見つかり、子宮と卵巣を摘出。その後、1年も経たないうちに中性脂肪値が高い脂質異常症、糖尿病、重い更年期障害などに直面しました。とくに中性脂肪は1200mg／dlを超えたこともあり、うつ症状も出るほどでした。中性脂肪の基準値が30～150mg／dl未満であることを考えるといかに高い数値だったかがわかります。悪いことは重なるもので、東日本大震災の整理で背骨を骨折し、3カ月間入院したことで、筋肉が衰えてしまいました。リハビリで何とか歩けるようになりましたが、そんなとき花巻トロンのうわさを耳にし、ワラにもすがる思いで通うようになりました。

病院の医師からは「温泉なんかに行って倒れたら大変だから行ってはいけませんよ」と言われていましたが、花巻トロンで療養することで検査数値が改善したこともあり、いまでは「行ってらっしゃい」と快く送り出してくれるようになりました。

平成25年の検査では、ヘモグロビンA1cは7・8％、中性脂肪は205mg／dlまで低下しています。基準値と比べるとまだまだ高い数値ですが、トロンの恩恵で人工透析にならずにすんでいると思っています。トロン温浴を続けながら病気と仲よくつき合っていきたいと考えています。

## 坐骨神経痛、椎間板ヘルニア、膝関節症などの痛みが解消

義母の介護を10年間続けていたことから、腰への負担が大きくなり、腰部変形性脊椎症になってしまった川森さん（69歳）。近くのクリニックで治療してもらうことで痛みは軽減しましたが、長く台所に立つと痛みが出てくるなど、なかなか完治することはありませんでした。そんな腰の痛みを抱えながら生活している川森さんを見て、ご主人が花巻トロンに誘ってみました。週に4〜5日、1日3〜4回の温浴を続けたところ、すごく発汗作用があり体全体がポカポカし、ほかの温泉とは違うなと感じました。トロンに通うようになってから、血液の循環が活性化したことが好影響を与えたのか、腰の痛みが消えたのです。それからクリニックへは一度も行っていません。川森さんは不眠症も〝持病〟のようになっていましたが、トロン温浴をするようになってからは、ぐっすり眠れるようになり、実はこのことがいちばんの良薬だと実感し

ているようです。

荒矢さん（60歳）は、20歳代のとき交通事故を起こしたことがきっかけとなり、ときどき、ぎっくり腰に悩まされていました。さらに、会社の配置換えの作業で腰を痛め、坐骨神経痛を発症。病院でブロック注射をしてもらったものの、あまり効果がありませんでした。

その症状はペインクリニックでも改善されなかったこともあり、ある日、仕事関係の方から花巻トロンを勧められ、クリニックから帰る途中に寄ってみることにしました。トロンに入ったところ、「何か違う。楽になる」と感じました。以来、1回5～10分、1日4回くらいのペースでトロン温浴をするために頻繁に通うようになりました。トロン温浴を続けることによって、徐々に痛みが緩和され、割れたガラスの上に座っているような痛みも違和感もなく、どこにでも座ることができるようになりました。それだけではなく、血圧、血糖値が安定し、自律神経が正常にコントロールされている感じがします。これからもトロンに入りながら、健康維持を図っていきたいと思っています。

白藤さん（78歳）は、いつのころからか明確な記憶はないものの、左膝が痛くなり正座できなくなっていました。整骨院で診てもらいながら、花巻トロンに通うなかで、膝の痛みは緩和されました。ところが、今度は反対側の右膝に痛みが出るようになり、歩くのも困難なほどでした。再び整骨院と花巻トロンに通いつづけたところ、痛みがやわらぐだけでなく、発汗作用で爽快感があり、寝つきもよくなり、それが楽しみで、トロン温浴とは長いつき合いになっています。

## リウマチ、膠原病の症状を緩和

桜井さん（64歳）は、60歳のとき、手足が腫れて動かなくなってしまいました。入院して検査をしたところ、リウマチ性多発筋痛症と診断されました。その後、何度か入院して薬物療法による治療を受けましたが、なかなか症状が改善することはありませんでした。ときには入院する前より退院時のほうが体調が悪くなっていると感じることさえありました。そんなとき、「花巻トロンという痛みによく効く温浴施設がある」という情報を耳にして、通ってみることにしました。

まず、試しに1週間続けてトロンに入ってみました。少し痛みが緩和された感じがしたので、さらに10日間連続して宿泊し、トロン温浴を続けてみました。すると痛みが解消すると同時に、手足だけでなく体が自由に動くようになりました。この改善状況に対して病院の先生も好意的で「よくなっていますよ」と、トロン温浴がリウマチの痛みに効果があることを認めてくれているとのことです。

高橋さん（61歳）は、会社の定期健診で肝機能の数値が悪いと指摘されたことがありましたが、お酒のせいだろうと軽く考えていました。ところが、その1年後の健診では膠原病の可能性があり、精密検査が必要との指導を受けてしまいます。紹介状を持参し、大学病院を受診したところ、「入院して治療しましょう」と言われました。そのころには高熱、咳、ひどい関節痛などの症状も出ていましたが、点滴治療が効果を発揮し、症状は改善。その後、ステロイド剤を処方され、1カ月で退院という運びになりました。

膠原病の患者には、ステロイド剤、血圧を調整する薬、血液をサラサラにする薬、骨粗しょう症防止の薬、肝臓の薬などいろいろな薬を処方され、薬代もかなり負担になるため、高橋さんは病院に頼らないで、よい方向に持っていけないかと考えました。そこで、〝治療機関〟として選択したのが花巻トロンでした。花巻トロンで温浴すると汗をかいて気持ちがよく、減量にもつながります。さらに、玄米などの自然食を中心にした食事療法も開始しました。2カ月に1回の病院の検査でも異常は見つからず、良好な健康状態が続き、薬も少しずつ減らすことができるようになってきました。医師から「高橋さんのように順調に薬を減らせる人はいませんよ、不思議ですね」と言われました。調子がよくなるとトロン温浴をサボりがちになり、数値も悪くなるため、トロンにきちんと通い、もっと薬を減らしたいと考えています。

## 喘息の発作が起こらなくなった

阿部さん(82歳)は、5年前にかぜをこじらせて肺炎になり、1週間ほど入院しましたが、それをきっかけに喘息になってしまいました。昼夜かまわず咳が出て止まりません。飲み薬や吸入薬を処方されましたが、一時的によくなるだけで、かぜでもひくとまた大変なことになるだろうという危うい状態が続きました。

花巻トロンのことは、かなり前から知っていましたが、なかなか喘息の症状が改善しないことをきっかけに、ようやく週に1回定期的に通うことにしてみました。1日4回くらいの温浴を続けてみたところ、しばらく経って、咳が出ていないことに気づきました。それより何よりかぜをひかなくなったことに驚きを感じています。花巻トロンのほかの利用者のなかにも喘息の発作が起こらなくなった方がいると聞き、阿部さんの場合も、トロン温浴が効いているのだろうと思っているようです。

佐々木さん（68歳）も喘息に苦しんでいました。アレルギー性の喘息ですが、薬を飲んでもよくなることはありませんでした。なんとか自分の力で治せないかと考えていたところ、花巻トロンを勧めてくれた人がいて、アドバイスに従って通うことにしました。最初はトロン浴室の臭いにむせることがありましたが、だんだん慣れるにつれて、ゆったりと入れるようになりました。不思議なことに、トロン温浴を続けていると喘息の発作が起こらないし、元気に働くこともできるようになってきました。

## 顔面麻痺（ベル麻痺）が治った

相沢さん（55歳）は、東日本大震災で家を失くし、翌年の平成24年7月に顔面麻痺になってしまいました。東京の大学病院で検査をしたところ、空気中でみられるウイルスが、免疫力が落ちたときに体内に入り込み、悪さをしたのだろうとの診断でした。処方された薬を飲み、入念な顔のマッサージをしてもよくなりませんでした。医師からは「半年から3年くらいかかると思います。ひどい場合、一生治らないかもしれません」と言われました。

主治医からも湯治を勧められたため、以前からさまざまな効能があると聞いていた花巻トロンで温浴を始めました。トロンに入ったところ、まず重かった足が軽くなり、体も軽快に動くようになり、自分でも驚くほどでした。そのときの病院の検査では50%治っている、さらに1カ月後には90%治っていると医師に診断されました。

それからは可能なかぎり花巻トロンに通っています。自分自身では、まだ顔に少し違和感があるものの、見た目ではまったくわからないほど回復してきました。医師からは「もう病院は卒業です」と言われ、家族も驚いている状態です。

東日本大震災をきっかけにして病気になりましたが、トロン温浴で心も体も癒され、前向きに生きる姿勢の支えになっているようです。

## 便秘や肌荒れも改善

これまで紹介してきたように、花巻トロンに通ってくるさまざまな病気を抱えた方々のなかには、抗がん剤の副作用が軽減されたり、がんそのものが消滅した方もいます。さらには、リウマチや坐骨神経痛の痛みが緩和され、喘息の発作が起こらなくなった方もいます。

　花巻トロンでは、利用された方々にアンケートをお願いしておりました。アンケートでは、便秘が治った、肌荒れが改善したなどの喜びの声が寄せられていました。本書をお読みになった読者のみなさまにも、ぜひ花巻トロンの体験者になっていただき、生の声をお寄せいただけると、新たな患者同士のネットワークが広がり、さまざまな病気と向き合っている人々を支えることにつながっていくのではないかと考えています。

付録

# 健康の維持・増進に役立つ
# サプリメントの活用

本書では、トロン温浴をベースに、がんにかかった方々が、医療の選択を自ら行い、食事などの生活習慣を改善することなど、どのように生活して10年以上生きるか、その条件を考えてきました。ここでは、本書の付録として、近年急速に普及してきている「サプリメントの活用」について、有用性に関わる研究情報をもとに、花巻トロンに所属している二人の管理栄養士と一緒に、まとめてみました。参考にしていただければ幸いです。

## 1 「なぜ、食事や食べ物から摂る栄養」が大切なのか?

「私たちのからだは、食べ物でできている」からです。

私たちの身体は、食べ物から栄養素を摂取して、体内で失われた栄養素を補填しながら絶えず栄養素を代謝しています。薬やサプリメントは食事から摂る栄養素の代替えにはならないことをご理解ください。

基本の栄養素は、5大栄養素と呼ばれる「炭水化物・たんぱく質・脂質・ビタミン・ミネラル」の5つに分けられ、現在ではファイトケミカルの必要性が叫ばれています。

また、栄養素には含まれませんが、「水」も生きていくために不可欠です。

## 2「必須栄養素」とは

人体では合成できない、または合成できても微量なために、食事として摂らなければならないものが「必須栄養素」です。必須栄養素は不足すると人体に影響を及ぼすほど重要な「栄養素」です。

それでは身体にとって欠くことのできない栄養素（必須栄養素）について紹介しましょう。

### ①アミノ酸

アミノ酸は、体の筋肉や血液などを作る材料です。体内のたんぱく質を合成しているアミノ酸は20種類あります。そのうち、必須アミノ酸と呼ばれるアミノ酸は、体内で合成することができません。

食品中に含まれるアミノ酸の利用効率をよくするために、アミノ酸スコアを上手に活用すると体内のたんぱく質合成がより円滑に進みます。

アミノ酸スコアとは、食品中のたんぱく質に含まれる必須アミノ酸9種類（イソロイシン、ロイシン、リジン、メチオニン、フェニルアラニン、トレオニン、トリプトファン、バリン、ヒスチジン）の含有比率を評価するための数値のことを言います。アミノ酸スコアが100に近い食品ほど、必須アミノ酸が整っているため、体内での筋肉や血液など体づくりのためのたんぱく質合成が有効的に働きます。つまり、不足している必須アミノ酸を補うと吸収力はアップします。アミノ酸スコアの高い食品は、魚、肉類、鶏卵、乳製品、大豆などです。

### ②脂肪酸

脂肪と聞くとダイエットの敵など負のイメージがありますが、実は、脂肪は人体にとってはとても大切な役割をする栄養素の一つです。

脂肪酸は、脂質の材料となり細胞膜を形成したり、エネルギー源になったり、脂溶性ビタミンの吸収を助けたり、ホルモンの材料になったりと体内で重要な役割を担っています。脂肪酸は、飽和脂肪酸（バター、ヘッド、ラード、ココナッツ油など）と不飽和脂肪酸に分かれます。不飽和脂肪酸は、一価不飽和脂肪酸と多価不飽和脂肪酸に分かれます。一価不飽和脂肪酸は、オメガ9（オレイン酸）です。一価不飽和脂肪酸は、オリーブ油、菜種油、米ぬか油などに含まれ、LDLコレステロールを下げる働きがあり、酸化されにくい性質です。多価不飽和脂肪酸は、オメガ6（リノール酸）とオメガ3（アルファーリノレン酸）に分かれます。オメガ6のリノール酸は、ゴマ油、クルミ、マツ、などのナッツ類、ひまわり油、大豆油などに含まれ、LDLコレステロールを下げますが、同時にHDLコレステロールも下げてしまいます。不足すると、皮膚炎・感染症などを起こし、過剰摂取で乳がん・心筋梗塞罹患のリスクが高まります。オメガ3のアルファーリノレン酸は、亜麻仁《あまに》油、荏胡麻《えごま》油、青魚系の油に多く含まれ、冠動脈疾患、糖尿病、乳がん、大腸がん、肝がん、加齢黄斑変性症などに対しても予防効果を示す可能性があります。

生活習慣病やがんの原因として、多価不飽和脂肪酸は非常に酸化されやすくオメガ6系は炎症を惹起する物質を生成するためと考えられています。現状ではオメガ6を取り過ぎ、オメガ3が不足しがちなため、理想値に近づけることが必要です。オメガ6とオメガ3の摂取割合は4：1が理想です。

現在の日本人はオメガ6：オメガ3＝5：1といわれています。4：1に近づけるには、オメガ6の摂取量を減らし、オメガ3の摂取量を増やすことです。オメガ6は、市販品の揚げ物や加工品によく使われていますので、気をつけたいものです。

オメガ3はとても酸化されやすいので、魚は新鮮なもの、荏胡麻油《えごまあぶら》や亜麻仁油《あまにあぶら》などは低温処理されていて、購入する際は使いきりサイズのもの、サラダのドレッシングなど加熱処理をせずに調理するとより効果的に摂取できてお勧めです。「日本人の摂取基準2015」では、オメガ3を50～69歳の女性で1日2g、男性で1日2・4gとしています。青魚に含まれるオメガ3とオメガ6の目安量は、鯖（生）100gに対して、2・12（オメガ3）g、0・43（オメガ6）g、秋刀魚皮付き（生）100gに対して3・7（オメガ3）g、0・51（オメガ6）g、えごま油10g（大さじ1杯）に対して5・8（オメガ3）g、1・23（オメガ6）g。オメガ6の多く含まれるゴマ油では、10g（大さじ1杯）に対して0・03（オメガ3）g、4・1（オメガ6）g、松の実10gに対して0・02（オメガ3）g、3・14（オメガ6）g、クルミ10gに対して0・90（オメガ3）g、4・13（オメガ6）ｇになります（文部科学省　食品成分データベースから）。食材の選び方によって、摂取する脂肪酸の成分が大きく違うのが見えてきます。

### ③炭水化物（糖質・食物繊維）

炭水化物は、糖質と食物繊維に分けられます。

#### 糖質

糖質は、米、パン、芋、砂糖などの成分でエネルギー源が主な役割です。疲労回復や体温の維持にも役立っています。また、ブドウ糖しかエネルギー源として利用できない組織として脳、神経組織、赤血球、腎臓の尿細管、精巣、酸素不足の骨格筋などがあり、欠かすことのできない栄養素です。特に、脳は体重の約2％程度で、基礎代謝量の20％を消費します。つまり、1日に少なくともブドウ糖が100ｇは必要になるのです。

糖質を極度に減らしすぎると、筋肉減少を引き起こしたり、ケトン血症になったり、意識障害も招きます。過剰に摂取すると肥満を招きます。

#### 食物繊維

食物繊維は、ヒトの消化酵素では消化されない食品成分です。果物・こんにゃく・海草などに含まれる水溶性食物繊維は、コレステロールや血糖の上昇を抑える効能が期待でき、ごぼう、きのこ、かになどに含まれる不溶性食物繊維は、便秘予防や腸内環境を整える役割が期待できます。食物繊維の摂取不足が生活習慣病やがんの発症に関連する報告は多く存在します。しかし、サプリメントは過剰摂取で下痢を起こしたり、ミネラルの吸収の妨げになる場合があります。

## ④ビタミン

ビタミンはからだの構成成分やエネルギー源にはなりませんが、たんぱく質、脂質、糖質の3大栄養素の「エネルギー代謝」やからだ組織をつくるための「新陳代謝」に必要な酵素の働きを助ける補酵素として、また、生理機能維持に欠かせない存在です。ビタミンは「微量栄養素」といわれ、mgやμgのレベルの微量で働きます。微量でも不足すると欠乏症を起こします。ほとんどが体内で合成できないため食事から摂る必要があります。

特に、ビタミンA（β-カロテン）、C、Eは、抗酸化ビタミンといわれ、体内で発生する活性酸素やフリーラジカルを消去することによって、がんや老化に対する予防効果が期待されています。

水溶性ビタミン（ビタミンB群…$B_1$、$B_2$、$B_6$、葉酸、パントテンサン、ビオチン・ビタミンC）は、余分に摂取すると尿中には排泄されます。脂溶性ビタミン（ビタミンA、D、K、E）は、体脂肪組織内に蓄積するために過剰症が出現します。

### ⑤ミネラル

人体の成分のおよそ5％がミネラルの成分です。ミネラルは、骨や歯、たんぱく質や脂質とくっついて体を作り、体液や酵素の成分など代謝の調節にも関わる役割を持っています。体内では合成できず、生命の維持に欠くことのできない必須ミネラルは16種類あります。食事からのミネラルが不足すると、免疫力や抗酸化力や細胞の再生能力などに悪影響を及ぼします。

ミネラル同士には「拮抗作用」を有する組み合わせがあり、多すぎたり少なすぎたりすると吸収や生理作用が阻害されることもあり、長期的に続くと人体に与える害も考えられます。有効的にミネラルを摂取するには、ミネラルバランスをよくすることがポイントです。

好ましいミネラルバランスは、カルシウム：リン→1：1～2、カルシウム：

マグネシウム→2〜3：1、ナトリウム：カリウム→1：1、亜鉛：銅→8〜10：1です。

食品例として、肉類ではカルシウム：リン＝1：40、牛乳はカルシウム：リン＝1：1と食品によってもミネラルバランスが違うのがわかります。

ミネラルの「拮抗作用」を使って有害物質（有害ミネラル）を対外に排出する例もあります。カドミウムと亜鉛、鉛と亜鉛、水銀と亜鉛、水銀とセレンなどです。

また、ミネラルの吸収を促進する成分もいくつかあり、同時に摂取すると吸収率が高まります。例えば、クエン酸とカルシウム・鉄・亜鉛、ビタミンDとカルシウム、ビタミンCと良質たんぱく質と鉄などがあります。その逆で、緑茶や紅茶などのタンニンや食物繊維、フィチン酸などは鉄・亜鉛などの吸収を阻害します。

## ⑥ファイトケミカル

好ましい環境へ移動できる動物と違い移動できない植物は、紫外線や雨風などの苛酷な環境で生きて行くために、自己防衛能力として、酸化を防ぐ抗酸化力や抗菌力などを持っています。植物が身を守るために、自ら作り出した色素や香り、辛み、苦みなどに含まれる機能性成分がファイトケミカルです。穀物、野菜、果物、豆などに多く含まれる苦味成分のポリフェノール（カテキン、イソフラボン、アントシアニン、イソフラボン、ショウガオールなど）・リコピンなどの野菜に含まれるカロテン類・柑橘系のテルペン類・キノコに含まれるβ-グルカン・ニンニクなどの香り成分の硫黄化合物があげられます。

ファイトケミカルには、強い抗酸化作用と免疫力の強化などがあるとされ、生活習慣病や老化予防、がん予防に効果が期待されています。

ファイトケミカルは、通常の身体機能維持に必要なのではなく、健康維持に必要な成分で常日頃から摂取することが望ましいです。1日の摂取目安は、野菜350g、果物200gです。

積極的に野菜を食べないとなかなか達しません。

## 5 栄養素（ビタミン・ミネラル）の耐容上限量

付録表1は、栄養素の耐容上限量を示しています。ビタミン、ミネラルなど過剰に摂取すると健康被害が起こる栄養素があります。通常食品から摂取する場合は、過剰摂取による健康被害は起こらないとする成分が多く、サプリメントなどを過剰に服用することにより過剰摂取による健康被害は起こりえます。

## 6　人間がもともともっている「ちから」

私たちの「からだ」には、病気やけがをすると自らの細胞がダメージを受けた部分を修復しようとする力が備わっています。この修復する力が「自然治癒力」です。また、「免疫」とは、病気（ウイルスなど）と闘って、予防や回復する働きのことです。本来の免疫機能を十分に発揮できる細胞、つまり土台（からだ）作りのためには、細胞が十分に力を発揮できる環境にすることが大切です。ストレスや不規則な食生活では、細胞が力を発揮できる状態にするための十分な栄養素が必要です。

サプリメントは、ストレスや偏った食生活によって不足した（または、不足しがちな）栄養素を補うことで、「自然治癒力」を高めて、本来身体に備わっている「免疫力」を十分に発揮できる状態にすることが期待できます。つまり、病気予防や健康維持・

付録表 1　ビタミン・ミネラルの耐容上限量

（日本人の食事摂取基準 2015 より抜粋）

| | | |
|---|---|---|
| ビタミン | ビタミンA | 2700 μg |
| | ビタミンD | 100 μg |
| | ビタミンE | 650~900 mg |
| | ナイアシン | 250~350 mgNE |
| | ビタミン$B_6$ | 40~60 mg |
| | 葉酸 | 900~1000 mg |
| ミネラル | カルシウム | 2500 mg |
| | リン | 3000 mg |
| | 銅 | 10 mg |
| | マンガン | 11 mg |
| | 亜鉛 | 35 ~ 45mg |
| | カリウム | 2600 ~ 3000 mg |
| | 鉄 | 40~45mg |
| | マグネシウム | 350 mg |
| | ヨウ素 | 3000 μg |
| | セレン | 330 ~ 460 μg |
| | クロム | 10 μg |
| | モリブデン | 450 ~ 550 μg |

※日本人の食事摂取基準 2015 より抜粋

※ 18 歳以上の年齢を対象にした数値です。年齢によって異なります。

増進に期待ができるのです。

## 7 がん―栄養障害による免疫力低下

がんは栄養を摂ると大きくなると誤解している人もいます。がんは、身体の栄養を集めながら大きくなり、ものすごい勢いで身体から栄養が奪われます。栄養を摂らなければ、あっという間に栄養障害を引き起こします。

そして栄養障害は、すべての臓器に悪影響を与えます。特に小腸では、消化・吸収能力が落ち小腸に多くある免疫細胞もダメージを受けます。その他、大腸では水分吸収不良による下痢、腎・肝機能の低下により体内に老廃物が貯留したり、栄養不良による筋力減少で心機能の低下やブドウ糖不足による脳機能の低下につながります。がんに栄養素が奪われることで、必要な臓器に栄養が行き渡らなくなり、筋肉も落ちていき、身体もやせ細っていきます。

がんによる免疫の低下は、つまり、栄養障害によってもたらされます。体力や免疫力の低下は、再発や転移のリスクを高め、感染症を引き起こす原因にもなります。ですから、適切な栄養摂取は、がん療養にとても大切になってくるのです。

## 8 サプリメントを飲むポイント

### サプリメントを飲むタイミング

サプリメントは法律で食品に分類されているため、医薬品のように飲む時間を明確に表示することはできません。摂取するタイミングは、1日の目安量を3回に分けて摂った方が効率的なものが多くありますが、成分の性質によっては、より効果が期待できる時間やタイミングがあり、ストレスがかかる前や空腹時や就寝前の方が吸収率のよい場合もあり効果的な摂取のタイミングはまちまちです。そのサプリメントが、いつ摂取すると最も効果的かを知ることが大切です。

例えば、脂溶性のビタミン（A、D、K）は単独で摂取するよりも脂質（食事）と一緒に摂ると吸収率が高いです。水溶性のビタミンCは、摂取して1~2時間後に血中濃度がピークになります。余分な分はその後尿中に排泄されます。ビタミンCはストレスやたばこなどにより多く消費されるため、こまめに摂取することが望ましいです。また、ビタミンCと同じ食べ物に含まれていることが多いクエン酸は、鉄分やミネラルの吸収率をアップさせます。

ミネラルとビタミンで前述しましたように、栄養素によっては吸収を阻害されたり、アップしたりと食べ合わせや飲み合わせで影響される栄養素が異なります。薬による相互作用の影響もあります。主治医や薬剤師など専門家に相談し、飲み合わせの注意事項をよく理解することが大切です。

## 9　サプリメントを選ぶポイント

類似の市販されているサプリメントは、数多くあります。何を基準にサプリメントを選べばよいか迷ってしまう方へ、選ぶポイントを挙げてみました。

**①体内で働く成分バランスであること**

特定の栄養成分の多さを宣伝している製品がありますが、単独では体内で利用されない場合もあるので注意が必要です。

**②自然界に存在する栄養素であること**

サプリメントには、「天然から抽出のもの」「合成のもの」「合成と天然から抽出のものを混合したもの」の3種類があります。合成のサプリメントは自然界には存在しません。

### ③原材料や内容成分の表示が明確であること

原材料が食品名で表示されているなど、明確であるサプリメントを選びましょう。

また、ISO（国際標準化機構）、GMP（「適正製造規範」に準拠した工場で生産している）など、信頼性のある規格を取得していること。例えば、ビタミンCの場合は、ビタミンC含有量の多いアセロラやローズヒップなどと明記されていればよいですが、VC（ビタミンC）と表示されている場合は、合成のビタミンCで、からだへの吸収効率が変わってきます。

### ④余分なものが入っていないこと

サプリメントを作るときに最低限の原材料で作られている。（添加物がないと粒にならないのですが、それ以上に多くの添加物が入っていないか見極める必要があります。）極端に安価なものは、半分が添加物でできている場合もあります。

## 10　がんの予防や治療の目的で利用されることが多いサプリメント

がん予防効果を持つ食品や成分を摂取することは、がんの標準的治療や食事療法の欠点を補う点で有用性が支持されていますが、まだ研究レベルのものもあり、科学的な根拠や作用メカニズムが不明のものもあります。付録表2は、作用別に抗がんサプリメントをまとめたものです。

## 11　がん予防・治療で使われることが多い主なサプリメント

がん治療中のサプリメント利用には、医薬品の相互作用や、がんの病態に悪影響を及ぼすなどリスクが指摘されています。有用性だけではなく、リスクも十分に理解してください。

### ①　マルチビタミン

特徴：ビタミンは体内では作り出せない栄養素であり、数種類のビタミンを一度

付録表２　作用別の抗がんサプリメント

| 作用 | サプリメントおよび食品 |
|---|---|
| 免疫増強作用（免疫細胞の働きを高めてがん細胞を排除する） | アガリスク、メシマコブ、アラビノキシラン、ＡＨＣＣ、マイタケＤ－フラクション、キチンキトサン、有機ゲルマニウム、霊芝、冬虫夏草、植物ステロール、亜鉛、ラクトフェリン |
| 抗酸化作用（がん悪化の原因となる活性酸素を除去） | イチョウ葉エキス、β―カロテン、ビタミンＡ・Ｃ・Ｅ、コエンザエムＱ10、セレン、カテキン、フラボノイド、ポリフェノール |
| 新生血管阻害作用（がんを養う血管の新生を抑えて成長を止める） | ウコン、大豆イソフラボン、オメガ３不飽和脂肪酸、サメ軟骨、スクワレン、スクアラミン |
| アポトーシス誘導作用（がん細胞を自ら死滅する作用を促進する） | プロポリス、紅豆杉、タヒボ、アミグダリン、フコダイン、オメガ３不飽和脂肪酸 |
| 腸内環境改善作用（便通の改善、腸内細菌の善玉菌を優位にする） | 食物繊維、ビフィズス菌、乳酸菌、酵母、オリゴ糖 |
| 栄養補充・体調改善（不足する栄養素を補う） | 高麗人参、ローヤルゼリー、クマザサエキス、マルチビタミン・ミネラル |

＊ http://www.1kampo.com/anti-cancer-supplement/anti-cancer-supplement.html より転載

に摂取できます。

注意：マルチビタミンを利用すると、野菜や果物から摂取される数十倍の量を摂取できるため、過剰摂取のリスクがあります。抗がん剤や放射線治療中は、抗酸化作用を持つサプリメントの多量摂取は、効果の妨げになることも言われているため、すすめられません。適量を守ることが大切です。また、バランスよく複合したサプリメントを選びましょう。

### ②マルチミネラル

特徴：必須ミネラルなど複数のミネラルが配合されたサプリメントです。ビタミン同様ミネラルも体内で生成できません。

注意：抗酸化・抗腫瘍効果と関連する代表的なミネラルとして、セレンや亜鉛があります。セレンと亜鉛は、拮抗作用があり亜鉛の摂取量を増やすとセレンの吸収は低下します。

その他、吸収や利用において拮抗するミネラルが多くあります。単独での過剰摂取・欠乏状態を招かないように注意が必要です。

### ③きのこ・β−グルカン

特徴：きのこ類に含まれるβ−グルカンは、多糖類の一種で、アガリスク、ハナビラダケ、ヤマブシタケ、霊芝、メシマコブが代表的です。免疫賦活作用や制がん作用があるといわれています。腸内の免疫細胞に働きかけるので、免疫を高め体外から入ってきたウイルスなどを撃退します。直接がんを縮小させるような効果は証明されていませんが、免疫力の低下を少しでも食い止め、がんの転移や再発を予防する効果は期待できます。腸の免疫細胞に作用するので空腹時に摂取すると効果的です。

注意：リンパ系の悪性腫瘍に悪影響を及ぼす可能性と炎症の増悪やがん細胞の増殖促進により、悪液質を増悪させる可能性もあります。アガリスクでは、肝障害を発症したという報告も上がっています。また、飲みすぎると下痢を起こす場合があります。

## ④大豆イソフラボン

特徴：大豆に含まれるポリフェノールの一種で、女性ホルモンに似ているため植物エストロゲンとも呼ばれています。エストロゲンと同じような働きで更年期症状の軽減、動脈硬化・高コレステロール予防など効果が期待できます。

注意：サプリメントとしての大豆イソフラボンの利用は、乳がんや子宮体がんの予防には抑制的に作用しますが、がんが発生したあとは腫瘍の進行や再発を促進する可能性があります。大豆イソフラボンは、体内で作用できる人とできない人の個人差があります。

## ⑤オメガ3不飽和脂肪酸

特徴：魚油に含まれるEPA、DHA・亜麻仁《あまに》や荏胡麻《えごま》に含まれるα－リノレン酸など体内では生成できない必須脂肪酸です。血行促進・血圧降下作用・神経細胞の活性化や脳機能を高めるなどの作用があるといわれています。がん細胞の増殖速度を抑制し、腫瘍血管新生を阻害し、がん細胞に細胞死（アポトーシス）を引き起こすなど、抗がん剤効果を増強し、副作用を軽減する効果、がん性悪液質を改善する効果なども報告されています。

注意：1日に1～2gのDHAの摂取はがん予防や再発予防の目的で有用ですが、DHAやEPAを過剰に摂取すると、萎縮性胃炎や血液凝固の低下による出血のリスクが高くなります。

## ⑥ポリフェノール類

特徴：野菜や果物に含まれる色素や苦み成分です。様々なポリフェノールを食事から摂取することはがんの予防や治療に役立ちます。
注意：精製した単一成分を大量に摂取することについては、安全性の証明はまだ不十分です。食品に近い形のポリフェノール含有サプリメントが望ましいです。

## 12 がん予防や治療で使われることが多い「よい食品」の例

がん予防や治療でよく使われることが多い主な食品をご紹介しましょう。

### ① ドライいちじく

不老長寿の果物と言われるほど栄養価や薬効の高い果物です。ビタミン、ミネラルや食物繊維、消化酵素が豊富です。女性ホルモンのエストロゲンと同じ構造を持つ「植物性エストロゲン」を含み、抗がん物質の「ベストアルデヒド」、抗酸化物質の「アントシアニン」が含まれます。摂取目安は1日に2～3個程度です。

## ②クコの実

ビタミンが豊富に含まれ、ポリフェノールなど強い抗酸化力のあるスーパーフルーツです。そのほかにも、眼の疲れに有効なアントシアニンや免疫機能調整・疲労回復に効能があるビタミンCの含有量は非常に高く、女性ホルモンバランスを整える植物ステロールも含まれます。摂取目安は1日10g（約20粒）程度です。

## ③ドライマンゴー

ビタミンや鉄分、ポリフェノール、食物繊維が豊富です。とくに体内でビタミンAに変わるβ―カロテンの量が多く、細胞の老化抑制や抗酸化作用を発揮するため、がん予防効果の期待ができます。また、食物繊維で腸の働きも整えてくれます。

## ④ひまわりの種

アミノ酸の一種トリプトファンや豊富なビタミン、抗がん効果が期待できるミネラルの仲間セレン、脂質のリノール酸、ポリフェノールが含まれます。トリプトファンは精神安定や睡眠障害に影響を与えるセロトニンの生成成分になり、リラックス効果が期待できます。トリプトファンの摂りすぎは肝臓などに影響が出るといわれていますので注意が必要ですが、ひまわりの種からだと過剰摂取にはなりにくいので安心です。

### ⑤かぼちゃの種

新陳代謝を活発化して体力の増強にも役立つ良質たんぱく質やミネラルも豊富です。

抗酸化作用や炎症を抑える働きを持つポリフェノールの一種リグナン類が含まれています。女性のホルモンバランスを整える作用もあり、排尿障害にも効果が期待できます。

### ⑥松の実

毎日食べると仙人になれるといわれるほど栄養価の高い食材です。不飽和脂肪酸の油脂が豊富に含まれ炎症を抑える効果もあります。また、「陸の亜鉛」と呼ばれるほど亜鉛も豊富に含まれて傷の修復などにも働きかけてくれます。体力の増強には優れた食品です。

### ⑦タヒボ茶

ビタミン、ミネラルがバランスよく含まれています。強い抗酸化力のある成分が含まれ、21種類ものがん細胞に対して増殖を阻害する働きのあることがわかっています。また正常細胞には作用せず、がん細胞のみアポトーシスを誘導させる作用があり、がん細胞に栄養を送る血管新生を阻害する作用もあります。

注意：過剰摂取での下痢等の健康被害があります。1日1パックを目安にしてください。

⑧びわの葉茶

ビタミンB群やC、ミネラル、クエン酸などが豊富に含まれます。また、ポリフェノールの一種クロロゲン酸やタンニン、サポニンが過酸化脂質の生成を抑制する効果があります。アミグダリンという青酸配糖体が、主に種子に多く、葉や果肉には微量含まれ、がん細胞を死滅させる効果があります。

注意：過剰摂取で頭痛、嘔吐等の健康被害があります。1日1パック位の使用を目安としてください。

⑨蒸し生姜紅茶

強力な抗酸化物質ジンゲロール（辛み成分）やガラノラクトン（香り成分）が、がんを引き起こす活性酸素を排除する働きがあります。発汗作用や血行を良くして、冷えの改善など体を温めてくれる作用と免疫力を上げてくれます。そのほか、解毒作用、殺菌作用などもあげられます。

⑩ サラシア茶

抗酸化力のあるエピカテキンガレードが含まれます。サラシノール・コタラノールという成分が体内で糖質を分解する「γ－グルコシタール」という酵素の働きを抑えます。炭水化物の分解を抑制するので糖の吸収を最小限に抑え、血糖の上昇を抑制する効果が期待できます。脂肪合成を抑制し、脂肪燃焼も期待できます。糖尿病予防・低インシュリンダイエットの強い味方です。

⑪ 小豆茶

たんぱく質、食物繊維、鉄分、カリウム、ビタミンB群、ポリフェノール、サポニンなどが含まれ、活性酸素の除去、血行不良の改善、むくみの解消、便秘の解消、疲労回復に役立ちます。骨粗鬆症の予防改善にも効果がわかってきています。小豆茶は、エネルギーが少ないため、肥満予防やダイエットにも効果が期待できます。

## 13　サプリメントと薬の併用

医薬品とサプリメントの成分の距離が近づいてきている現状があり、医薬品と食品の食べあわせと同様に、医薬品とサプリメントの飲み合わせもより一層気をつける必要があります。医薬品は、サプリメントや食品との飲み合わせによって、効果が予想以上に強く現れたり、逆に弱まったりすることがあります。実際、薬とサプリメントの併用による弊害の報告はあります。気になる方は、医師や薬剤師に相談してみてください。

## 14　まとめ

サプリメントについて本書の付録として書いてきましたが、まとめとして以下の4つのポイントについて注意・確認してください。

① 第一にバランスよく、栄養価の高い食事を心がけ、サプリメントは補助的に摂取しましょう。

②摂取する際は、特定の栄養成分が過剰摂取にならないように注意しましょう。

③サプリメントを使用する前に、内容や容量などをよく確認しましょう。

④病院の処方薬を服用している場合は、飲み合わせを確認しましょう。

# あとがき

私が本書のテーマである「トロン」と出合ったのは16年前になります。畑晋先生、山岡聖典先生にご指導、ご協力をいただいて、トロン温浴水の研究に取り組み、「トロンは健康づくりに役立つ」との確信をもって、花巻トロンの経営を引き受けたのは平成20年のことです。以来、お陰さまで花巻トロンは多くのお客様にご利用いただいています。

家族の団らん、疲労回復、便秘や肌荒れの解消などのために、気軽な温浴施設として利用されている方々がいます。その一方で、糖尿病や高血圧、脂質異常症、腰痛などの症状や検査数値が改善して喜んでいらっしゃる方も少なくありません。あらためて申し上げるまでもなく、トロン温浴は生活習慣病の予防・改善に貢献できることから、ひいては伸びつづける医療費の削減にも貢献できると考えています。

さらに、これからぜひ花巻トロンをご利用いただきたいと思っているのが、がん患者の方々です。本書の第1章では、甲状腺未分化がんの伊藤政吉さん、腎細胞がんが副腎に転移した佐藤英一さん、前立腺がんが骨転移した熊谷信雄さん、悪性リンパ腫の小山秀一さん、すい臓がんを患った土佐宏さん、悪性中皮種の佐藤一男さんに取材させていただきました。みなさん、厳しい病状でしたが、治療を乗り越えて、花巻トロンに通いつづけ、がんサバイバーとして元気に生活されています。

国民の2人に1人ががんにかかる時代です。国立がん研究センターは平成28年に新たにがんと診断される人は、国内で101万人になるという予測を発表しています。1年間で新しくがんと診断される人が100万人を超えるのは初めてのことです。がんの3大治療法である手術・抗がん剤・放射線の進歩は目覚ましいものがあり、これらの治療でがんから生還し、がんサバイバーとなっている患者が増えていますが、一方で、がんの治療に苦しみ、闘病の甲斐なく命を落としている方も大勢おられます。

私は花巻トロンに通って来られるがん患者の方々とコミュニケーションをもつこと

で、トロン温浴ががんを縮小させ、腫瘍マーカーの数値を改善し、抗がん剤の副作用を軽減する事例に数多く接してきました。なぜこのような効果があるのか。まだ科学的に証明することはできませんが、トロン温浴を利用されている方々のなかに、がんサバイバーになるケースが増えている事実があります。この事実に関して、本書では日本甲状腺外科学会、日本温泉科学会、日本温泉気候物理医学会での報告を紹介しましたが、これからもさまざまな学会の場で発表を続けていきたいと思っています。

このような経験を積み重ねることで、これからのトロン温浴施設について、2つの方向性をもって取り組んでいきたいと思っています。ひとつは、花巻トロンががん患者の頼りになる施設としてより多くのがん患者に利用され、多数のがんサバイバーが誕生する施設になるよう努めること。もうひとつは、花巻周辺の方々だけでなく、日本国中でトロン温浴が利用できるよう施設を増やすことに注力することです。本書の出版がその契機となるよう願っています。

私は30歳代のとき、事業に失敗したことがあり、自分に何が欠けているかを深く考えさせられました。そのときに得た教訓が、がんを抑え、がんと共存する道を進むスパ・トロンの「経営理念」と「行動指針」に強く反映されています。読者の方々には無関係のように思われるかもしれませんが、花巻トロンを単なる温浴施設ではなく、がん患者をはじめ、利用されている方々の生活の質を大きく変える施設として、どう運営していくかに直結していることですので、ここで簡単に紹介したいと思います。


【経営理念】

私たちの使命は、お客様に感動と喜びを与えることである。

私たちの喜びは、それを共有することである。

しかしそれは、私たちにとって最も大切な自分の時間・知識・知恵を使わなければ得られないものである。
◆素直／グチを言わない／プラス思考／責任転嫁をしない／相手の立場で物事を真剣に考える。
【行動指針】
・自分の仕事に使命を感じて働いてこそ本当の力が発揮できる。
・楽な生き方ばかり求めていると深い喜びを失うことになる。

・相手の心の声をよく聴くことができれば和解の方法が必ず見つかる。
・苦難を経てはじめて真の友を知る。

本書の第3章では、がんは治らないという先入観をもっていたり、がん患者の生の声に耳を傾けようとしない医師に対して批判的なことを書きました。医療機関名、医師の個人名の公表は避けましたが……。

私は現代医学の力を信じていますが、その一方で医師によって対応に違いがあることも目の当たりにしてきました。患者の立場から厳しい言葉を投げかけたのは、患者への対応面などでの改善を期待しているからです。万一、第3章で取り上げたような医師と出会ったときは、臆することなく自分の命を守るために、患者の気持ちを尊重してくれる医師を納得できるまで探してほしいと思います。たとえ患者としての状態が厳しい局面を迎えることになっても、トロン温浴の〝治癒力〟と生活習慣や食生活の改善などに向けた真剣な努力を両輪にして、がんサバイバーの道を突き進んでいただくことが私の最大の願いです。

できることなら、こうした患者目線からの問題提起に対して、医師や医療機関が誠意をもって正対し、早期に改善が図られることを心から願っています。病気を治すのはあくまでも患者自身ですが、医師は医療の専門家として、また治療の同伴者として、患者に信頼される存在であってほしいと思っています。

私が30歳代につくった「経営理念」「行動指針」のスピリットを実現するステージとして、トロンが医師と患者の間の信頼の架け橋となることを願ってやみません。本書をさまざまな病気と闘っている多くの方々、さらなる健康増進を心がけたい方々にお読みいただければ幸いです。

本書の編集作業が最終コーナーにさしかかった平成28年8月13日、甲状腺未分化がんと共存してきた伊藤政吉さんの訃報が届きました。伊藤さんとは平成26年9月に初めてお会いしました。医師から「余命3カ月」と言われた直後です。伊藤さんは治療を受けながらトロン温浴を続けるとともに、奥様と二人三脚で生活改善に取り組み、〝未分化がん患者の希望の星〟と言われていましたが、再発をくり返すがんが大きくなりすぎ、呼吸器官を圧迫するようになりました。7月23日には、医師から「鎮静（モルヒネを投与して痛みを感じることなく眠った状態にすること）に入りましょう」と提案されました。

ところが、8月7日に息子さんの結婚式を控えていた伊藤さんは、「結婚式に出席したい」との意思を伝え、私からも「お金や物はあの世に持っていけないが、思い出は持っていけます」とお話しすると、医師はしばらく考えてから「わかりました。やれるだけのことはやってみましょう」と答え、レンビマという分子標的薬を続けることになりました。患者さんの希望を実現するため、病室で記念写真を撮ることも許可してくれたり、病院スタッフの最大限の配慮により、伊藤さんは息子さんの結婚式に出席できたのです。伊藤さんの希望で、私が病室から式場まで送り迎えをさせていただきました。別れ際、伊藤さんから「お世話になりました」と最後の言葉を聞くことになりました。

伊藤さんは2日後に自宅に戻り、その4日後に亡くなられました。伊藤さんが自宅に着いたころ、医師から電話が入り、奥様に容態を聞いてくれたとのことです。甲状腺未分化がんという極めて悪性度の高いがんと闘い・共存して、余命3カ月の宣告を大きく超えて生きた伊藤さん、心からご冥福をお祈り申し上げます。伊藤さんが歩んだこの2年間は、同じ病気と闘っている方々の大きな励みになったと確信しています。

また、伊藤さんの最後の希望を実現するために努力を惜しまなかった医師と病院スタッフの方々にお礼を申し上げます。

私は本書のなかで患者の立場から医療・医師のあり方について、厳しい意見を申し上げました。しかし、患者のために献身的に努力をされている医師に、伊藤さんの終末期の医療の現場で出会うことができました。「がんを治すのは患者自身、医師は治療の手助けをしてくれる存在」ですが、患者の心に寄り添う医師に出会えたことに心から感謝したいと思います。

本書の刊行にあたっては多くの方々にご協力いただきました。

第一に本書の事例にご登場いただいた、トロン温浴をご利用いただいている方々にお礼を申し上げます。

また、花巻トロンの運営に関して、日ごろからご指導いただいている堀内公子先生、岸本充弘先生に感謝を申し上げます。がんにかかった方の食事のあり方についてまとめてくれた管理栄養士のお二人には「ありがとう」の言葉を贈りたいと思います。原稿作成では10年来の友人である土居国明氏、あどらいぶ企画室の土田正文氏、武井真弓氏にお世話になりました。最後に本書の刊行にあたっては、花巻トロンに足を運び、トロン温浴を体験し、出版を快諾くださった青萠堂の尾嶋四朗社長にお礼を申し上げます。

平成29年、梅の花が咲くころ

山本幸司

◇あとがきに添えて

本書で登場した患者の方の症例は、ひとつのケーススタディであり、それぞれの方のがんの状態、治療の状況、体に出る薬の副作用などにより百人百様のがんへの対応が求められ、個人差があります。また、すでにいくつかの治療をしながらがん患者として闘っておられる方が、体のリスクを無視して、すべてを試すこともできません。本書では花巻トロンで起こっていることの、もっとも注目すべきポイントを紹介してきました。すでに現在、治療を受けている場合は、担当の先生とよくご相談して、ぜひ本書から、がんのサバイバルへの道を読み取り、あなたの人生を取り戻す一助として生かしていただきたいと願っています。

編集部

## ＊参考文献


・日本人の食事摂取基準２０１５年版　厚生労働省
・国立健康・栄養研究所　「健康食品の安全性・有効性情報」http://hfnet.nih.go.jp/
・抗がんサプリメントの正しい選び方、使い方
http://www.1kampo.com/anti-cancer-supplement/anti-cancer-supplement.html
・『「がん」では死なない「がん患者」　栄養障害が寿命を縮める』東口髙志　著（光文社）
・『健康食品・サプリメント〔成分〕のすべて　ナチュラルメディシン・データベース』
（日本健康食品サプリメント情報センター）
・『栄養の基本がわかる図解事典』　中村丁次　監修（成美堂出版）
・『改訂版　栄養の教科書』　中嶋洋子　監修（新星出版社）
・『サプリメント健康事典』　一般社団法人日本サプリメント協会（集英社）

著者紹介

## 山本幸司（やまもとこうじ）

1959年7月、静岡県清水市に生まれる。静岡県立清水南高校卒業。1981年、22歳の時に遺伝性の甲状腺髄様がんを発病。 30年で100%の人が亡くなると告げられる。2000年、低い血圧と高い血圧の差が10mmHgになり、医師から完全休養を宣告されたが、トロンに入り続け、改善することを体験。これがトロンとの出合いだった。2006年、肝臓にがんができたが、トロン温浴を1年間続けたところがんは消えた。2008年、花巻トロンを買収、本格的にトロンの事業化に取り組む。2011年、甲状腺髄様がんが大きくなり大手術。手術後のリハビリで声が出せるようになり身体も動かせるようになった。このリハビリは現在も続いている。自分のがん体験とトロンの研究をもとに、花巻トロンを訪れるがん患者とのコミニケーションをとり、がんサバイバーとなれるようにアドバイスを行っている。毎月1回、「トロンで未来をつくる会」を花巻トロンで開催し、がん患者の人々にとっての学習と患者同士の交流を図っている。日本甲状腺外科学会、日本臨床腫瘍学会、日本温泉科学会、日本温泉気候物理医学会会員。

末《まっ》期《き》がんでもまず10年元《ねん》気《げんき》で共《きょう》存《ぞん》できる条件《じょうけん》

2017年3月21日　第1刷発行

著　者　山《やま》本《もと》幸《こう》司《じ》

発行者　尾 嶋 四 朗

発行所　株式会社 青 萠 堂

〒162-0808　東京都新宿区天神町13番地
Tel 03-3260-3016
Fax 03-3260-3295
印刷／製本　中央精版印刷株式会社


ISBN978-4-908273-04-9 C0047